Smriti Bhanot

Desgaste dentário: etiologia e tratamento

Smriti Bhanot

Desgaste dentário: etiologia e tratamento

ScienciaScripts

Imprint
Any brand names and product names mentioned in this book are subject to trademark, brand or patent protection and are trademarks or registered trademarks of their respective holders. The use of brand names, product names, common names, trade names, product descriptions etc. even without a particular marking in this work is in no way to be construed to mean that such names may be regarded as unrestricted in respect of trademark and brand protection legislation and could thus be used by anyone.

Cover image: www.ingimage.com

This book is a translation from the original published under ISBN 978-3-659-82225-4.

Publisher:
Sciencia Scripts
is a trademark of
Dodo Books Indian Ocean Ltd. and OmniScriptum S.R.L publishing group

120 High Road, East Finchley, London, N2 9ED, United Kingdom
Str. Armeneasca 28/1, office 1, Chisinau MD-2012, Republic of Moldova, Europe
Managing Directors: Ieva Konstantinova, Victoria Ursu
info@omniscriptum.com

Printed at: see last page
ISBN: 978-620-8-39691-6

Este livro é dedicado ao Brig Promod Bhanot. Papa, tu és a inspiração para todo o bem que eu faço.

ÍNDICE DE CONTEÚDOS

Introdução:

O desgaste dentário extenso parece ter sido a norma em todas as sociedades antigas e é atribuído principalmente a factores relacionados com a dieta. A prevalência do desgaste dentário nas populações contemporâneas não foi estudada em pormenor, mas é raro encontrar indivíduos com um desgaste extenso comparável ao dos materiais cranianos históricos. Há indicações de que o desgaste dentário está a aumentar nas crianças e adolescentes, principalmente como consequência da erosão dentária. No caso dos idosos, o facto de permanecerem dentados durante mais tempo e o aumento do seu tempo de vida implicam um risco de desgaste dentário avançado e a necessidade de reabilitação.[1]

A perda de estrutura dentária pode ocorrer por processos não cariosos. As alterações regressivas podem variar em termos de etiologia, extensão e apresentação clínica entre os indivíduos e podem estar associadas a processos fisiológicos ou patológicos.[2] A doença oclusal é a perda das partes anatómicas das superfícies dentárias oclusais, que, em última análise, resulta em incapacidade funcional, dor ou ambas.[3]

Dawson define as doenças oclusais como o processo que resulta na perda ou destruição visível das superfícies oclusais dos dentes.

A doença oclusal, de acordo com o dicionário Webster, é definida como a perda das partes anatómicas das superfícies dentárias oclusivas, o que acaba por resultar em incapacidade funcional, dor ou ambas.

Aspectos históricos:[1]

O desgaste dentário parece ter sido uma causa mais comum de danos nos dentes e consequente causa de perda de dentes do que a cárie dentária ou a doença periodontal. Embora o desgaste dentário no homem moderno seja geralmente muito menos extenso, o seu impacto na satisfação dos pacientes com a sua dentição pode ser grave e afetar a sua qualidade de vida. Na literatura antropológica, tem-se assumido que o desgaste dentário tem uma progressão linear, de modo a poder ser utilizado para a determinação da idade em materiais históricos de crânios.

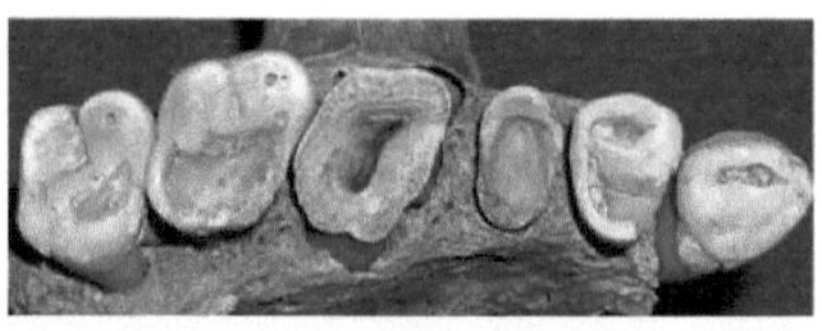

Fig1: Tooth wear in a prehistoric skull showing the pulp chambers exposed.

As alterações notáveis da morfologia dento-alveolar e craniofacial ao longo da vida são achados comuns em material de populações pré-históricas. Os efeitos da função excessiva, incluindo o desgaste, em certas caraterísticas morfológicas dento-alveolares demonstraram ser semelhantes no homem moderno e nos seus antepassados. Acredita-se geralmente que, nas populações pré-históricas, o desgaste extensivo dos molares era principalmente o resultado de uma dieta mais grosseira e de uma atividade mastigatória mais vigorosa e prolongada exigida por essa dieta.

DESGASTE FISIOLÓGICO OU EXCESSIVO:

O desgaste fisiológico resulta na perda progressiva, mas muito lenta, da convexidade das cúspides, acompanhada pelo achatamento das pontas das cúspides e pela perda de mamelões nos dentes anteriores.[4] O desgaste excessivo refere-se a qualquer nível de desgaste oclusal que se pode esperar que exija uma intervenção corretiva para preservar a dentição.[4] Russel distinguiu o desgaste fisiológico e normal do desgaste patológico e anormal. [5]Defendia que o desgaste oclusal que se tornava vulnerável mesmo a uma carga funcional normal não pode ser considerado normal. Além disso, se o desgaste oclusal ocorre a uma taxa mais rápida do que os mecanismos fisiológicos compensatórios, isso não é fisiológico. Ele também relatou que a rotulagem do desgaste dentário deve ser vista no contexto do ambiente em que ocorreu.[5] O desgaste fisiológico dos dentes é provavelmente um fenómeno relacionado com a idade.[6] À medida que os dentes continuam a funcionar e a ser desafiados por factores erosivos, atritivos e abrasivos, haverá alterações nas superfícies dos dentes.[6]

Critérios de perda patológica:

- Alterações no aspeto dos dentes.
- Dor e ou sensibilidade.
- Perda da dimensão vertical oclusal.
- Perda da estabilidade oclusal posterior, resultando em
  - Aumento do desgaste dentário.
  - Hipermobilidade ou deriva.
  - Falha mecânica de dentes ou restaurações.

ETIOLOGIA DA PERDA DA SUPERFÍCIE DENTÁRIA:

As causas das lesões da superfície dentária, doravante propostas, são classificadas como atrito, abrasão, corrosão e abfracção.[7] O desgaste dentário foi definido como a perda de substância dentária resultante da abrasão, atrito e erosão, actuando isolada ou concomitantemente.[8] Quando o desgaste se deve a mais do que um fator etiológico predominante, foram sugeridos termos especiais para realçar a multiplicidade de causas.[8] Três mecanismos físicos e químicos básicos estão envolvidos na etiologia das lesões da superfície dentária.[9] Os vários tipos de lesões dentárias são o resultado da ação isolada ou combinada destes mecanismos.[9] Os mecanismos são:

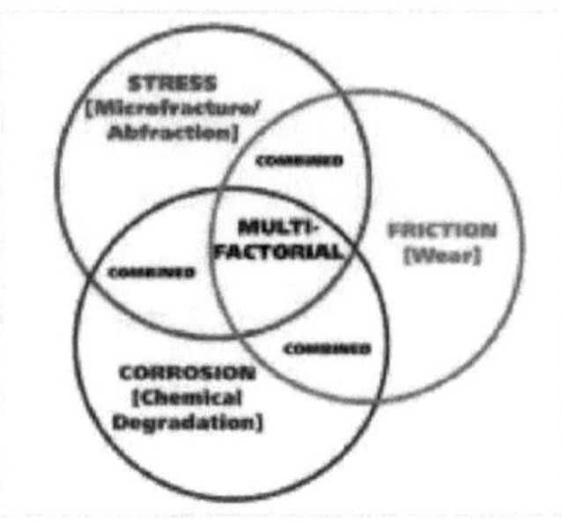

Fig 2 : Friction, corrosion and stress may singly or in a combined fashion cause tooth wear.[9]

* A FRICÇÃO, incluindo a abrasão (exógena) e a atrição (endógena), conduz à manifestação dentária do desgaste;

"CORROSÃO que conduz à manifestação dentária de degradação química ou eletroquímica;

A FORÇA que resulta em compressão, flexão e tensão, conduzindo a manifestações dentárias de microfractura e abfracção[9]

DESGASTE ATRITIVO

O termo atrito deriva do verbo latino attritium que descreve a ação de roçar contra algo,[2] O atrito resultante do contacto dente a dente (desgaste de dois corpos) produz facetas de desgaste bem definidas nas superfícies funcionais dos dentes de um maxilar que correspondem a lesões correspondentes nos dentes do outro maxilar.[8]O desgaste por atrito não pode ocorrer se os dentes inferiores não roçarem nos dentes superiores que se encontram no caminho.[4] Se a causa do desgaste for o atrito, todas as superfícies dentárias desgastadas podem ser contactadas durante o fecho da relação cêntrica ou durante as excursões para e do cêntrico.[4] O atrito descreve o desgaste mecânico resultante da mastigação ou da para-função e está limitado às superfícies de contacto dos dentes.[10] Acredita-se que o desgaste dentário extenso é uma ameaça potencial à dentição funcional. Do ponto de vista protético, o desgaste é particularmente preocupante porque interage diretamente com uma oclusão central.[11] A associação entre desgaste e relações anteriores foi relatada em vários estudos. A orientação anterior parece reduzir o risco de atrição posterior, mas aumenta o risco de atrição anterior. [11]O desgaste incisal pode manifestar-se principalmente como resultado de movimentos parafuncionais laterais, como resultado de movimentos parafuncionais protrusivos ou uma combinação de ambos.

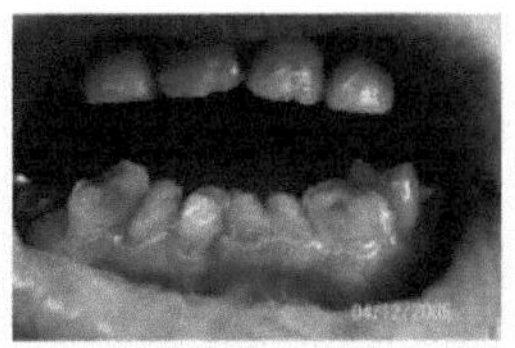

Fig 3: Wear seen on the incisal edges of the lower incisors resulting in pulpal exposure.

Causas de desgaste

As causas da atrição podem ir desde alguns hábitos para-funcionais, a interferências oclusais e certos materiais de restauração, como a porcelana, também têm sido implicados na etiologia do desgaste dentário.

ABRASÃO:

Abrasão deriva da palavra latina abrasum (raspar), que descreve o desgaste de uma substância através de um processo mecânico.[2] A abrasão dentária é o desgaste patológico dos dentes resultante de processos, hábitos ou substâncias abrasivas anormais.[19]A abrasão pode ocorrer como resultado de uma escovagem excessivamente cuidadosa dos dentes, da utilização incorrecta de fio dentário e palitos, ou de hábitos orais prejudiciais, como mascar tabaco, morder objectos duros como canetas, lápis ou hastes de cachimbo, abrir alfinetes de cabelo com os dentes e roer as unhas.[7] A abrasão também pode ser provocada pelos fechos das próteses parciais. A abrasão profissional pode ocorrer em alfaiates ou costureiras que cortam o fio com os dentes, sapateiros e estofadores que seguram os pregos entre os dentes, sopradores de vidro e músicos que tocam instrumentos de sopro.[7]

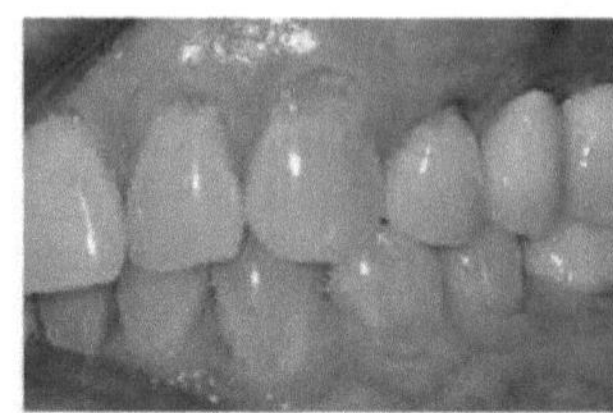

Fig 4: Abrasion seen on proximal aspect of maxillary and mandibular teeth along with gingival recession due to faulty tooth brushing

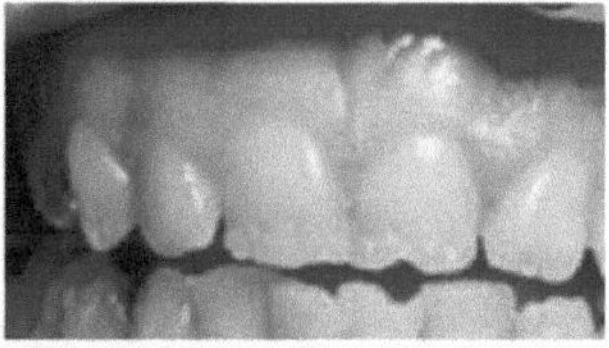

Fig 5: Notching seen on the incisal edges of maxillary and mandibular incisors due to the habit of holding bobby pin.

ABFRAÇÃO:

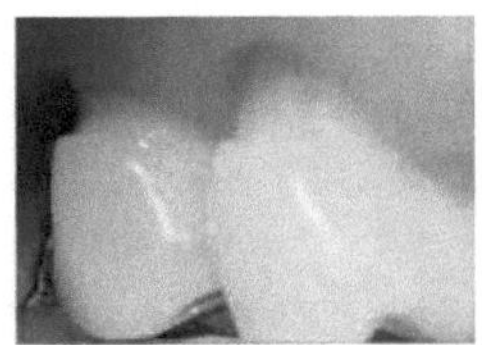

Fig 6: Abfraction lesions seen on the cervical aspect of maxillary premolars.

Lesões cervicais não cariosas causadas por tensões de tração geradas pela carga oclusal e microfractura das hastes cervicais de esmalte.[8] Diz-se que a abfracção ocorre quando uma carga dentária excessiva, cíclica e não axial leva à flexão da cúspide e à concentração de tensões na região cervical vulnerável dos dentes. Acredita-se que essas tensões contribuam diretamente para a perda de estrutura dentária, através da superação das ligações entre os cristais de hidroxiapatite, ou indiretamente para a perda de estrutura dentária, tornando o dente mais suscetível a uma futura quebra através de mais abfracções e outros processos (por exemplo, abrasão e corrosão).[12] Lee e Eakle[13] descreveram pela primeira vez as caraterísticas das lesões que podem resultar de tensões de tração. Concluíram que uma lesão de abfracção deve estar localizada no fulcro ou perto dele, na região de maior concentração de tensão de tração, ter uma forma típica de cunha e apresentar um tamanho proporcional à magnitude e frequência da aplicação da força de tração.[13]

Perspetiva histórica[13]

1. No início dos anos 80, McCoy questionou o papel da abrasão da escova de dentes na etiologia do que anteriormente tinha sido referido como "erosão cervical", propondo que o bruxismo pode ser a causa primária de entalhes angulados na junção cemento-esmalte, ou CEJ.

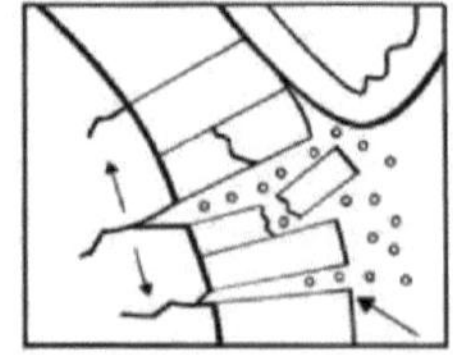

Fig 6: Breakage of the hydroxyapetite crystals in the cervical aspect due to tensile

2. Utilizando estudos de engenharia semelhantes aos utilizados por McCoy, Lee e Eakle colocaram mais tarde a hipótese de que o principal fator etiológico da erosão cervical em forma de cunha é o stress de tração provocado pela mastigação e pela má oclusão.

3. Posteriormente, Grippo cunhou o termo "abfraction" a partir das palavras latinas "ab", ou longe, e "fractio", ou quebra.

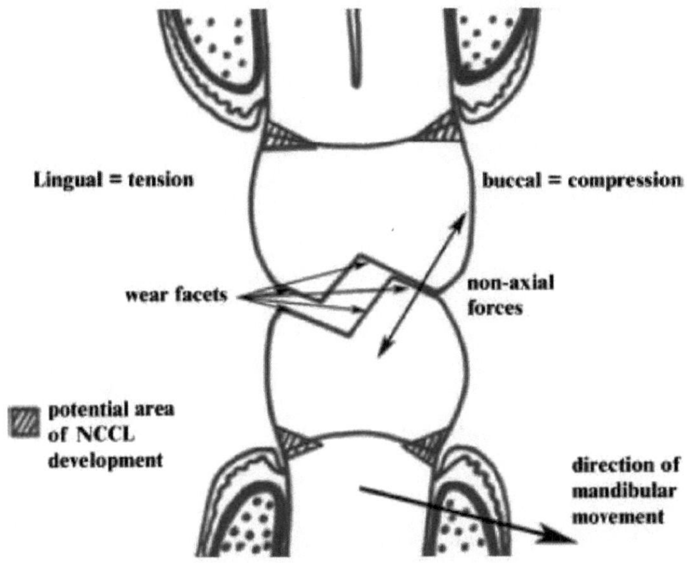

Fig 7: The non-axial forces produced as a result of tooth grinding may produce unfavorable stresses in the cervical region of the teeth, potentially leading to the development of NCCLs. Interestingly, logic suggests that with tooth grinding in a buccal direction, the buccal cervical regions would be in compression, while the lingual cervical regions would be in tension.[14]

Mecanismo de formação da lesão:[14]

Quando a oclusão é ideal, as forças mastigatórias durante a função são direcionadas principalmente ao longo do longo eixo do dente, as forças são dissipadas e ocorre uma distorção mínima dos cristais dentinários e do esmalte. Quando a oclusão não é ideal, são geradas forças laterais significativas, que podem causar dois tipos de tensões no dente: compressão e tensão. A primeira é uma tensão de compressão que se localiza principalmente no lado para o qual o dente está a ser dobrado. O segundo tipo de tensão é uma força de tração que actua no lado oposto à direção da flexão. A região sob maior tensão é a mais próxima do fulcro, enquanto as regiões de maior tensão compressiva são os contactos oclusais, o fulcro e o ápice da raiz. Uma vez que tanto a dentina como o esmalte têm elevadas resistências à compressão, a compressão provoca pouca ou nenhuma rutura da estrutura cristalina. A capacidade da estrutura dentária de resistir à tensão é limitada. As forças de tração que actuam sobre o dente podem causar a rutura das ligações químicas entre os cristais de hidroxiapatite.

Embora as tensões de tração possam ser o fator inicial na etiologia da erosão cervical, existem vários factores que afectam o processo de desenvolvimento. Alguns destes factores são a abrasão da escova de dentes, os ácidos, o alinhamento e a anatomia dos dentes.

Caraterísticas das lesões de abfracção:[13]

Lee e Eakle descreveram pela primeira vez as caraterísticas das lesões que podem resultar de tensões de tração. Concluíram que uma lesão de abfracção deveria estar localizada no fulcro ou perto dele, na região de maior concentração de tensões de tração, ter uma forma típica de cunha e apresentar um tamanho proporcional à magnitude e frequência de aplicação da força de tração. Lee e Eakle propuseram que a direção da(s) força(s) lateral(ais) que actua(m) num dente determinaria a localização da lesão. Por exemplo, se houvesse duas ou mais forças laterais, o resultado seria uma LNCC (lesão cervical não cariosa) composta por duas ou mais LNCCs sobrepostas em forma de cunha.

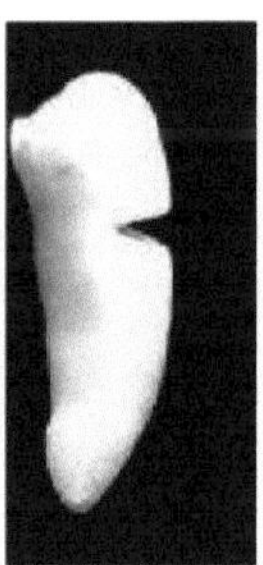

Fig 8: A sharp V shaped notch seen on cervical aspect of lower premolar.

Reconheceram que factores locais, como a abrasão e a corrosão, podem modificar o aspeto das LCNC relacionadas com tensões de tração

Controvérsia sobre a atração[13]

Embora existam provas teóricas que apoiam o abfraccionamento, predominantemente a partir de estudos de análise de elementos finitos, aconselha-se cautela na interpretação dos resultados destes estudos. De facto, existe apenas uma pequena quantidade de provas experimentais para a abfracção.

1. Propriedades atribuídas aos materiais em estudo.

2. Incapacidade de simular com exatidão a dinâmica biológica do dente e das suas estruturas de suporte.

3. As magnitudes das tensões faciais e linguais são semelhantes em resposta à carga. No entanto, isto não corresponde ao quadro clínico de lesões que se apresentam muito mais frequentemente na face, em vez de nas superfícies palatinas ou linguais dos dentes.

4. Estudos clínicos demonstraram associações entre lesões de abfracção, bruxismo e factores de oclusão, tais como contactos prematuros e facetas de desgaste, mas estas investigações não confirmam relações causais. É importante salientar que as lesões de abfracção não foram relatadas em populações pré-contemporâneas

EROSÃO:

O termo erosão deriva da palavra latina erosum (corroer) que descreve o processo de destruição gradual de uma superfície, normalmente por um processo químico ou eletrolítico.[15] O desgaste químico é o resultado da ação de ácidos ou quelantes extrínsecos ou intrínsecos nas superfícies dentárias sem placa bacteriana. [15] As caraterísticas clínicas do desgaste químico (tribo) são a perda de estrutura da superfície, o aspeto derretido, a formação de bolhas ou sulcos nas superfícies oclusais/incisais e concavidades superficiais na coronal da junção cemento-esmalte.[16] Existem diferentes factores predisponentes e etiologias da condição erosiva. A interação de factores químicos, biológicos e comportamentais é crucial e ajuda a explicar por que razão alguns indivíduos apresentam mais erosão do que outros, mesmo que estejam expostos ao mesmo desafio ácido nas suas dietas.[16] Os ácidos de origem intrínseca (gastrointestinal) e extrínseca (dietéticos e ambientais) são os principais factores etiológicos. [16]Os refrigerantes têm muitos problemas potenciais para a saúde. Os ácidos e açúcares inerentes têm um potencial acidogénico e cariogénico, resultando em cáries dentárias e potencial erosão do esmalte.[16] A regurgitação crónica de ácidos gástricos em doentes com doença de refluxo gastroesofágico pode causar erosão dentária, que pode levar, em combinação com atrito ou bruxismo, a uma perda extensa de tecido dentário coronal.[16]

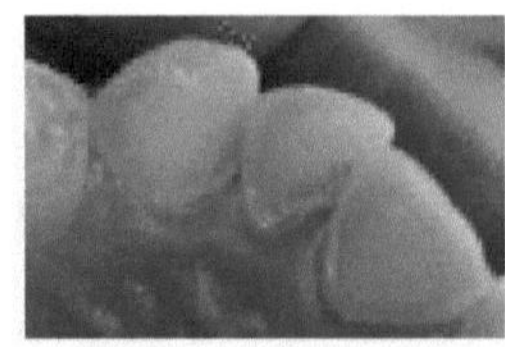

Fig 9: Loss of dental hard tissue on the palatal aspect of maxillary incisors.

Caraterísticas clínicas da erosão:[16]

O aspeto de uma superfície de esmalte lisa e sedosa, por vezes baça, com ausência de perikymata e de esmalte intacto ao longo da margem gengival são alguns dos sinais típicos de erosão do esmalte em sítios faciais e orais. Foi levantada a hipótese de que a banda de esmalte preservada ao longo da margem gengival oral e facial poderia dever-se a alguns restos de placa, que poderiam atuar como uma barreira de difusão para os ácidos. Este fenómeno pode também dever-se a um efeito neutralizador de ácidos do fluido sulcular. Nas fases mais avançadas, podem ser encontradas outras alterações na morfologia.

Estas alterações resultam no desenvolvimento de uma concavidade no esmalte, cuja largura excede claramente a sua profundidade. A erosão facial deve ser distinguida dos defeitos em forma de cunha que estão localizados na junção esmalte-cemento ou apicalmente a ela. A parte coronal dos defeitos em forma de cunha tem, idealmente, uma margem afiada e corta em ângulo reto a superfície do esmalte, enquanto que a parte apical atinge o fundo da superfície da raiz. Deste modo, a profundidade do defeito excede a sua largura. [12]

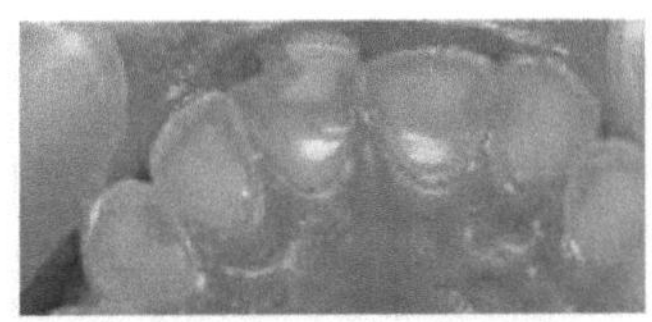

Fig 9: Initial lesion of erosion that is smooth and gloss and with intact enamel along the gingival margin

As caraterísticas iniciais da erosão nas superfícies oclusais e incisais são as mesmas descritas acima. A progressão da erosão oclusal leva a um arredondamento das cúspides e restaurações que se elevam acima do nível das superfícies dentárias adjacentes. Em casos graves, toda a morfologia oclusal desaparece. As lesões erosivas têm de ser distinguidas da atrição e da abrasão

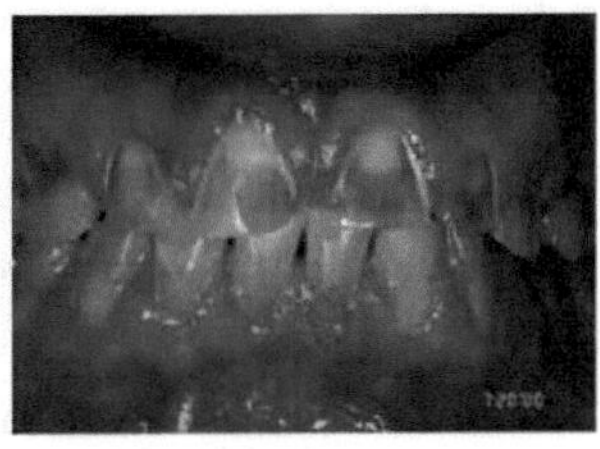

Fig 10: Erosive lesion seen on labial aspect where the width exceeds the depth.

Estes últimos são frequentemente planos, têm áreas brilhantes com margens distintas e caraterísticas correspondentes nos dentes antagónicos. Por vezes é difícil distinguir entre as influências da erosão, atrito ou abrasão durante um exame clínico. De facto, podem ocorrer simultaneamente com formas por vezes semelhantes. As áreas mais frequentemente registadas com esta condição são as superfícies oclusais.

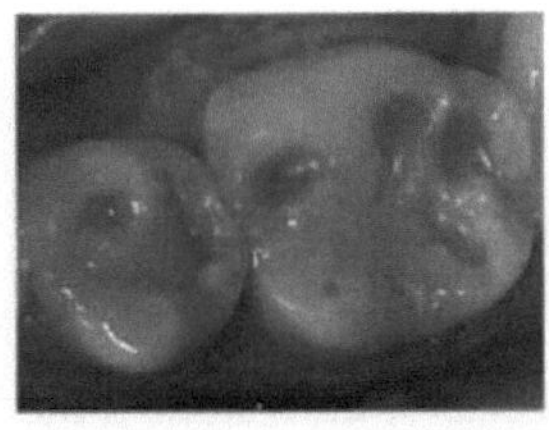

Fig 11: Progression of occlusal erosion leads to a rounding of the cusps

Factores predisponentes e etiologias da condição erosiva:[16]

1. Factores químicos

Os ácidos responsáveis pela corrosão podem ser exógenos ou endógenos. O potencial erosivo de uma bebida ou alimento ácido não depende exclusivamente do seu valor de pH, mas é também fortemente influenciado pelo seu conteúdo mineral, pela sua acidez titulável ("capacidade tampão") e pelas propriedades de quelação do cálcio. O valor do pH, o teor de cálcio, fosfato e flúor de uma bebida ou alimento determinam o grau de saturação em relação ao mineral do dente, que é a força motriz para a dissolução. As soluções demasiado saturadas em relação ao tecido duro dentário não o dissolverão.

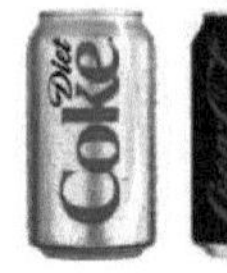

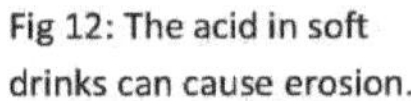
Fig 12: The acid in soft drinks can cause erosion.

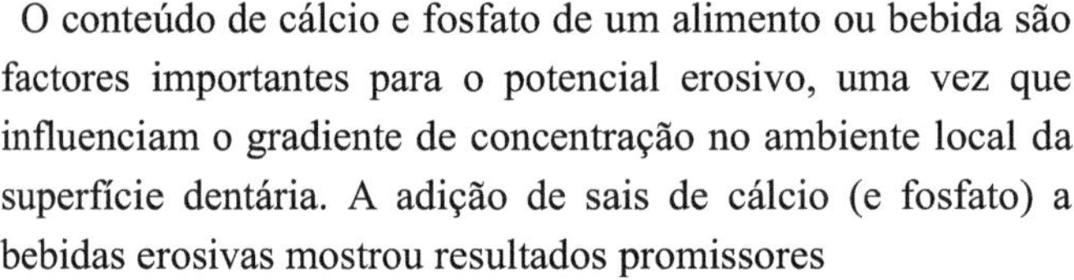
O conteúdo de cálcio e fosfato de um alimento ou bebida são factores importantes para o potencial erosivo, uma vez que influenciam o gradiente de concentração no ambiente local da superfície dentária. A adição de sais de cálcio (e fosfato) a bebidas erosivas mostrou resultados promissores

Erosão endógena causada pelo ácido produzido no corpo. Pode resultar de bulimia, anorexia ou refluxo gastroesofágico e é reconhecível por um padrão único de perda de esmalte na superfície palatina dos dentes anteriores superiores.

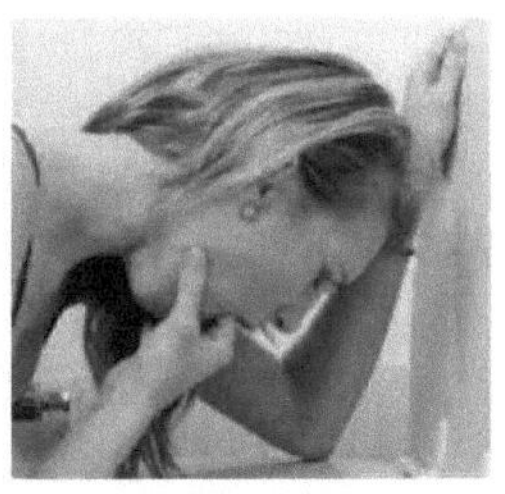

Fig 13: Bulimia results in erosion due to gastric acid.

Os medicamentos de natureza ácida podem aumentar o risco de erosão por contacto direto com os dentes através da mastigação ou quando são mantidos na boca, por exemplo, sprays para a asma, vitamina C mastigável e comprimidos de aspirina. Da mesma forma, alguns medicamentos reduzem o fluxo de saliva, diminuindo assim os efeitos protectores da saliva. Estes medicamentos incluem anti-histamínicos, diuréticos e antidepressivos.

2. Factores biológicos

Factores biológicos como a saliva, a película adquirida, a estrutura dentária e o posicionamento em relação aos tecidos moles e à língua estão relacionados com o desenvolvimento da erosão dentária. Vários mecanismos de proteção salivar entram em ação durante um desafio erosivo: diluição e eliminação de um agente erosivo da boca, neutralização e tamponamento de ácidos, e abrandamento da taxa de dissolução do esmalte através do efeito iónico comum do cálcio e fosfato salivares

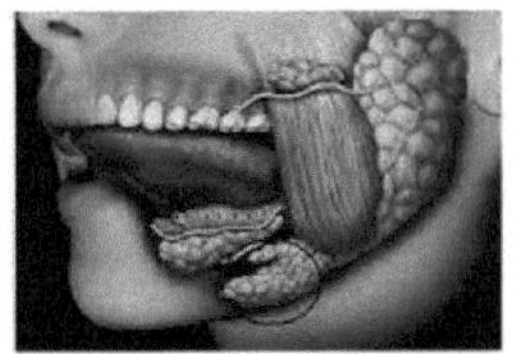

Fig 13: Salivary glands exert a protective influence

3. Factores comportamentais

Durante e após um desafio erosivo, os factores comportamentais desempenham um papel na modificação da extensão do desgaste dentário. A forma como os ácidos da dieta são introduzidos na boca irá afetar os dentes que são contactados pelo desafio erosivo e, possivelmente, o padrão de limpeza. À medida que os estilos de vida foram mudando ao longo das décadas, a quantidade total e a frequência do consumo de alimentos e bebidas ácidas também se alteraram. O consumo excessivo de doces ácidos combinado com uma baixa capacidade de tamponamento salivar pode agravar as lesões erosivas. A elevada ingestão de chás de ervas, amplamente considerados como uma bebida saudável, pode ter um potencial erosivo superior ao do sumo de laranja.

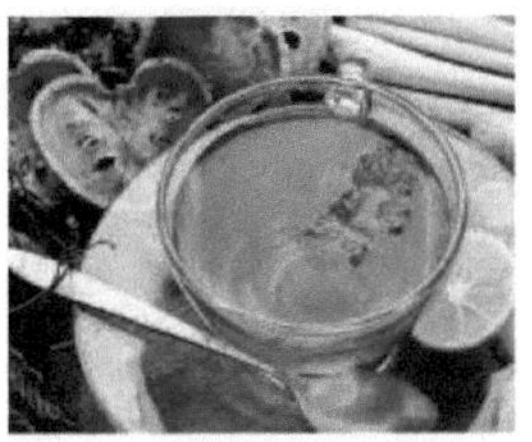

; 13: Herbal teas due to their high acid content may also use erosion.

Muitos factores do nosso estilo de vida podem causar uma boca seca, como praticar desporto, fazer exercício ou trabalhar num ambiente quente ou seco. O mesmo acontece com o tabaco, as drogas recreativas e o álcool. Saciar a sede com uma bebida ácida quando se está desidratado pode levar à erosão dentária.

Recomendações de autocuidado para pacientes em risco de controlo da erosão dentária[18]

Seguem-se algumas recomendações para os doentes com erosão: procurar cuidados de saúde adequados quando estão envolvidas causas intrínsecas, reduzir a frequência e o tempo de contacto com os ácidos, não segurar ou engolir bebidas ácidas; beber rapidamente, usar palhinha, evitar escovar os dentes imediatamente antes e depois de um desafio erosivo (dieta ácida ou vómitos). Em vez disso, enxaguar com um elixir bucal com flúor ou uma solução de bicarbonato de sódio, evitar bebidas ou alimentos ácidos à última hora da noite, utilizar uma escova de dentes macia e um dentífrico com flúor de baixa abrasividade, controlar os hábitos destrutivos de escovagem dos dentes e a carga oclusal excessiva, considerar a utilização de substitutos da saliva não ácidos em casos de baixo fluxo salivar ou de sabor ácido na boca e terminar a refeição com algo rico em cálcio e fosfato, como o queijo.

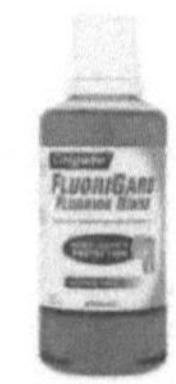

Fig 13: Fluoridated mouthwashes can be used to help prevent erosion

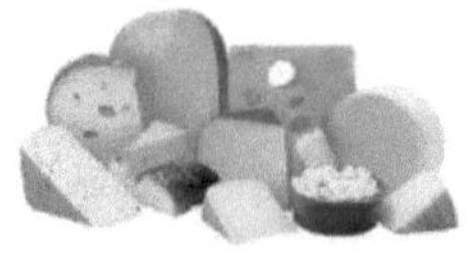

Fig 14: Finish meal with something rich in calcium and phosphate such as cheese can protect against corrosion.

Desgaste dentário e oclusão:

Acredita-se que o desgaste dentário extensivo é uma ameaça potencial para a dentição funcional. Do ponto de vista protético, o desgaste é particularmente preocupante porque interage diretamente com uma oclusão central. A associação entre desgaste e relações anteriores foi relatada em vários estudos. A orientação anterior parece reduzir o risco de atrição posterior, mas aumenta o risco de atrição anterior. O bruxismo foi identificado como um fator associado ao desgaste dentário na maioria dos estudos. O tratamento restaurador extenso parece aumentar o risco de desgaste dentário.

Ramfjord e Ash afirmaram que "em todos os pacientes com bruxismo está sempre presente algum tipo de interferência oclusal. Uma redução acentuada do tónus muscular e da integração harmónica da ação muscular segue-se à eliminação da desarmonia oclusal. Uma discrepância entre a relação cêntrica e a oclusão cêntrica foi o gatilho mais comum para espasmos musculares, bruxismo e distúrbios disfuncionais da articulação temporomandibular". [12]

As interferências oclusais podem desencadear movimentos para-funcionais que não estavam presentes antes da introdução das interferências oclusais. A restrição da orientação anterior, quase sem exceção, produzirá um desgaste excessivo das superfícies de restrição. Além disso, a correção da orientação anterior restrita quase sempre elimina o problema do desgaste. Mesmo em doentes sem interferências no fecho cêntrico, é muito provável que ocorra pressão parafuncional contra as inclinações, se estas interferirem com quaisquer movimentos excêntricos da mandíbula. A pressão contra as inclinações restritivas causa normalmente um desgaste grave. O desgaste severo é uma ocorrência comum em pacientes pós-ortodônticos, cujos dentes foram mantidos em interferência funcional por um longo período de tempo através de uma contenção.[6]

Mesmo que a harmonia da relação cêntrica tenha sido criada, o desgaste excêntrico ocorrerá muito provavelmente contra as inclinações dos dentes que são impedidos por um retentor de se moverem adaptativamente para um alinhamento sem restrições. A desoclusão imediata de todos os dentes posteriores elimina qualquer sobrecarga potencial em posições excêntricas e reduz a carga muscular da articulação e dos dentes anteriores.[6]

Desgaste dentário em diferentes cenários:

Patogénese do desgaste oclusal incisivo:[3]

O desgaste oclusal incisivo pode manifestar-se principalmente como resultado de movimentos parafuncionais laterais ou protrusivos ou uma combinação de ambos. O desgaste mais comum observado clinicamente é o latro-otrusivo. Este desgaste é mais frequentemente observado nos dentes anteriores maxilares

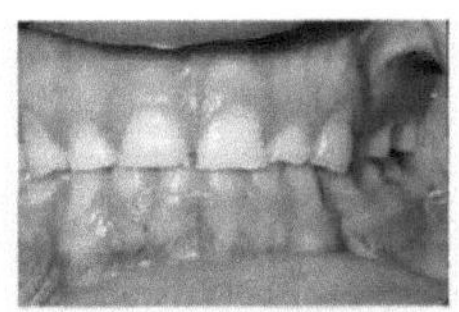

Fig 15: Wear seen on incisal edges of maxillary teeth.

Patogénese do desgaste oclusal em dentições de classe 2 e 3 de Angles:

A atrição no segmento anterior desenvolve-se antes do segmento posterior simplesmente porque os dentes anteriores sobrepostos contactam primeiro no movimento mandibular excêntrico.

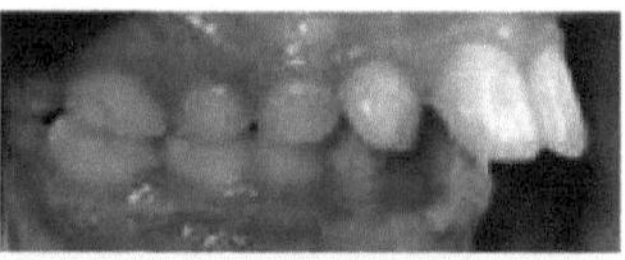

Fig 16: Wear is more prominent on the posterior teeth in Class 2 Div 1 situations.

Por outro lado, quando a orientação anterior está ausente, como nas dentições de classe 2 div 1, ou não desoculta os dentes posteriores, como na dentição de classe 3, desenvolve-se um cenário de desgaste diferente. Normalmente, existe algum desgaste incisal no cenário da classe 2 div 1 devido ao contacto final na retrusão da protrusão. O segmento posterior desenvolve normalmente uma função de grupo numa fase inicial.

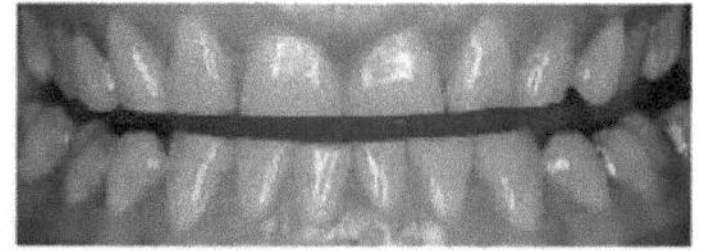

Fig 17: indicating prominent wear on the incisal edges of anterior's compared to the posterior teeth

A atrição na dentição de classe 3 é geralmente observada de forma silenciosa e precoce na região anterior e posterior. Uma vez que os dentes anteriores não libertam os dentes posteriores excentricamente, e porque não existe um batente fixo para o fecho cêntrico, estes sofrem grandes abusos no cenário da doença oclusal. Os bordos incisais deslizam uns sobre os outros, com o fecho cêntrico, numa direção protrusiva, tanto funcional como parafuncionalmente. Este contacto resulta numa lascagem rápida destes bordos. Uma pseudo-oclusão de classe 3 reage da mesma forma que a classe 3.

Os dentes anteriores: um indicador de doença oclusal [6]

A orientação incisal ou desoclusão anterior é o principal fator de conceção da mecânica oclusal no retardamento da doença oclusal. Dependendo da qualidade e quantidade de orientação incisal, os dentes posteriores são protegidos de interferências laterais.

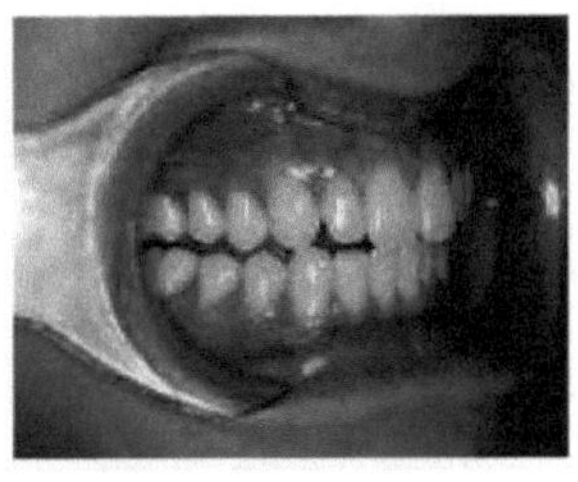

Fig18: Anterior teeth exert a protective influence by causing disclusion of the posterior teeth.

Podem desenvolver-se dois tipos de desgaste, mas, em última análise, padrões de desgaste relacionados:

1. Se os dentes forem mantidos firmemente cerrados, fazendo um mínimo de desgaste excêntrico ou fricção, então os dentes anteriores mandibulares desgastar-se-ão incisalmente e os dentes anteriores maxilares desgastar-se-ão dentro das concavidades linguais. À medida que o desgaste ocorre, a orientação incisal fica comprometida, permitindo contactos posteriores tanto no lado de trabalho como no lado de não trabalho. Os bordos incisais serão envolvidos mais tarde à medida que se aproximam uns dos outros durante a para-função.

2. Se os movimentos de trituração de uma pessoa abrangerem uma área maior de movimento mandibular, os bordos incisais irão desgastar-se principalmente à medida que se movem uns contra os outros e irá desenvolver-se um padrão de desgaste dos bordos incisais lascados ou facetados.

Observar o incisivo lateral do maxilar:

- O incisivo lateral é normalmente o melhor dente para examinar para detetar sinais precoces de doença oclusal.
- O desgaste dos incisivos laterais indica que os caninos e os incisivos centrais estão comprometidos.
- Indicando que os dentes anteriores estão agora em função de grupo.

Desgaste dos dentes e bruxismo:

Bruxismo: Hábito oral que consiste no ranger involuntário, rítmico ou espasmódico, não funcional, dos dentes, em movimentos não mastigatórios da mandíbula, que podem levar a traumatismos oclusais.

Causas do bruxismo

Foram propostos dois modelos etiológicos:

1. O modelo estrutural: Baseia-se no papel desempenhado pela má oclusão ou por uma alteração na relação maxilo-mandibular.

2. O modelo funcional: Este modelo destaca o efeito do stress fisiológico como causa predominante.

Factores associados ao bruxismo:

As causas do bruxismo não são totalmente claras, mas os seguintes factores podem estar associados à condição. Estes incluem:

1. Stress psicológico, ansiedade, perturbações do sono
2. Má oclusão/interferências oclusais.
3. Elevados níveis de consumo de álcool.
4. Fumar.
5. Problemas digestivos.
6. Perturbações como a doença de Parkinson.

Tipos de bruxismo:

Bruxismo centrado: o cerrar de dentes anormal que ocorre quando não existe um estímulo físico ou emocional é uma forma de bruxismo

Bruxismo excêntrico: refere-se ao ranger não funcional dos dentes inferiores contra os dentes superiores em trajectórias excursivas. Se não for controlado, conduz a um desgaste grave e descontrolado dos dentes.

Relação da interferência oclusal com o bruxismo:[31,3]

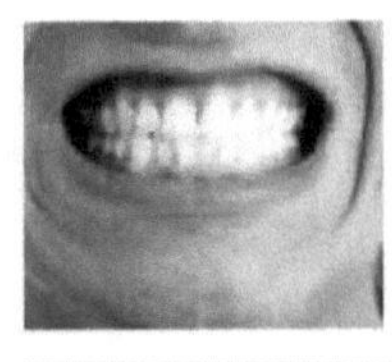

Fig 19 : Centric

Ramfjord descobriu que "algum tipo de interferência oclusal está sempre presente em todos os pacientes com bruxismo".

Ramfjord e Ash afirmaram que "uma redução acentuada do tónus muscular e a integração harmoniosa da ação muscular seguem a eliminação da desarmonia oclusal".

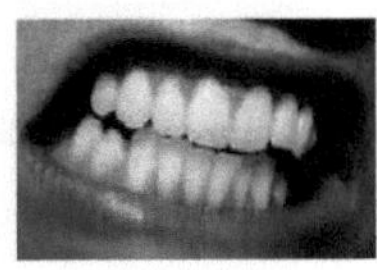

Fig20: Eccentric bruxism

A disfunção da articulação temporomandibular e as dores musculares relacionadas foram eliminadas pelo ajustamento oclusal. Verificaram que uma discrepância entre a relação cêntrica e a oclusão cêntrica era o fator mais comum de desencadeamento de espasmos musculares, bruxismo e perturbações disfuncionais da articulação temporomandibular. É óbvio que as interferências oclusais podem desencadear movimentos parafuncionais que não estavam presentes antes da introdução das interferências oclusais. A restrição da orientação anterior, quase sem exceção, produzirá um desgaste atritivo excessivo nas superfícies de restrição. Além disso, a correção da orientação anterior restrita quase sempre elimina o problema do desgaste.

Mesmo em doentes sem interferências no fecho cêntrico, é provável que ocorra pressão parafuncional contra as inclinações se estas interferirem com quaisquer movimentos excêntricos da mandíbula. A pressão contra as inclinações restritivas causa normalmente um desgaste grave.

O desgaste severo é uma ocorrência comum em pacientes pós-ortodônticos cujos dentes foram mantidos em interferência funcional por um longo período de tempo por uma contenção. Mesmo que a harmonia da relação cêntrica tenha sido criada, o desgaste excêntrico irá provavelmente ocorrer contra as inclinações dos dentes que são impedidos por uma contenção de se moverem adaptativamente para um alinhamento sem restrições.

Ao aperfeiçoar a oclusão de um bruxista, a carga muscular total ocorre em relação cêntrica quando todas as partes estão alinhadas. A desoclusão imediata de todos os dentes posteriores elimina qualquer potencial sobrecarga em posições excêntricas e reduz a carga muscular da articulação e dos dentes anteriores.

MECÂNICA COMBINADA DO DESGASTE DA SUPERFÍCIE DENTÁRIA:[7]

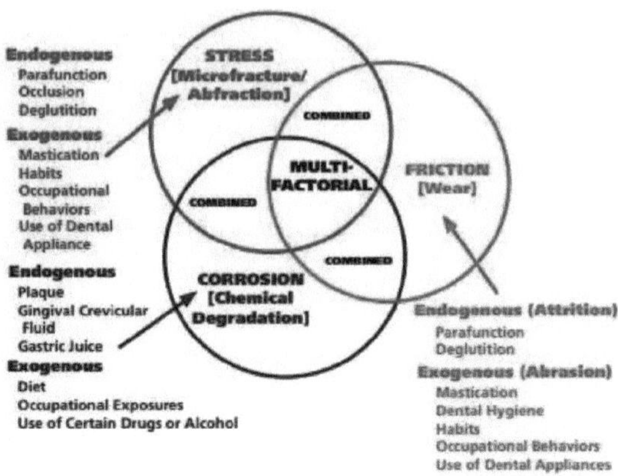

Fig 21: Tooth wear may be caused by a single or more often a combination of factors.[9]

Embora algumas das mecânicas individuais possam atuar de forma independente, as mecânicas combinadas podem ocorrer frequentemente durante a mecânica da atividade interoclusal.

- Atrição -abfracção: é a ação conjunta de tensão e fricção quando os dentes estão em contacto dente a dente, como no bruxismo ou no apertamento repetitivo.

- Abrasão-abfracção: é uma perda de substância dentária causada pela fricção de um material externo numa área em que a concentração de tensão devido a forças de carga pode provocar a rutura da substância dentária.

- Esta ação sinérgica pode ser observada cervicalmente quando a abrasão da escovagem dos dentes exacerba a abfracção para produzir lesões em forma de cunha.

- Corrosão-abfracção: é a perda de substância dentária devido à ação sinérgica de um corrodente químico em áreas de corrosão sob tensão. Este mecanismo físico-químico pode ocorrer como resultado de uma carga sustentada ou cíclica e pode levar à corrosão sob tensão estática ou cíclica.

- Corrosão por tensão estática: é a perda de estrutura dentária devido à ação de um corrodente numa área de tensão sustentada. Esta situação pode ocorrer durante o apertamento ou durante o tratamento ortodôntico.
- Corrosão sob tensão cíclica: é a perda de estrutura dentária devido à ação de um corrodente numa área de tensão concentrada durante uma carga cíclica. Ex: amassamento de frutos
- Atrição-corrosão: é a perda de estrutura dentária devido à ação de um corrodente nas áreas em que ocorre o desgaste dente a dente.
- Abrasão-corrosão: é a atividade sinérgica da corrosão e da fricção de um material externo. Isto pode ocorrer devido ao efeito de fricção de uma escova de dentes na superfície de um dente que foi desmineralizado por um agente corrosivo
- Biocorrosão-abfracção: é a perda de estrutura dentária associada ao processo de transporte, em que uma área se rompe mecânica e físico-quimicamente devido à concentração de tensões

IMPLICAÇÕES DO DESGASTE DENTÁRIO:[26]

A perda de dentes pode resultar em: Alterações na aparência dos dentes, dor e/ou sensibilidade, perda da dimensão vertical oclusal, perda da estabilidade oclusal posterior, resultando num aumento do desgaste dentário, hipermobilidade ou deriva, falha mecânica dos dentes ou restaurações.

As alterações resultantes do desgaste dentário podem ser classificadas em:

A. Biológica:

1. A perda de substância dentária pode levar à criação de irregularidades na superfície que podem aumentar a retenção da placa bacteriana.
2. Exposição pulpar
3. Enfraquecimento da estrutura dentária.

B. Funcional: a perda de eficiência mastigatória pode resultar do desgaste da anatomia oclusal. Pode também resultar na criação de interferências que podem causar desordens temporo-mandibulares.

C. A perda de substância dentária pode ser esteticamente inaceitável para o paciente.

SISTEMAS ADAPTATIVOS:[4]

Berry e Poole levantaram a hipótese de que, à semelhança de outros mamíferos, os seres humanos têm mecanismos compensatórios que se adaptam ao desgaste dos dentes. Basearam a sua argumentação na anatomia comparada dos mamíferos, em particular dos grandes herbívoros, e sugeriram que o desgaste dos dentes era benéfico para a eficiência da mastigação. Uma redução gradual da altura e da forma das cúspides dos dentes molares, segundo eles, levava a uma maior eficiência mastigatória. A sua hipótese permanece única e não comprovada, mas levanta uma série de conceitos interessantes

Todas as oclusões sofrem algum tipo de desgaste. Os sistemas adaptativos incorporados no corpo adaptam-se às superfícies oclusais, bem como ao desgaste proximal. Dois sistemas adaptativos estão incorporados no corpo para manter o seguinte:

- VDO.
- Apertar os contactos proximais.

A formação de dentina secundária, o crescimento alveolar e as alterações adaptativas nos músculos mastigatórios podem proporcionar esta compensação, e podem fazer parte de um sistema complexo através do qual é mantido um nível efetivo de função mastigatória, mesmo quando o desgaste é extremo. O desgaste proximal é compensado por uma pressão constante para a frente, que mantém os contactos próximos uns dos outros. Na perda fisiológica da superfície dentária, a dimensão vertical é mantida pela remodelação do osso alveolar, resultando num alongamento do processo dento-alveolar, da mesma forma que o desgaste proximal é compensado por uma pressão constante para a frente que mantém o contacto entre os dentes.

Compensação dento-alveolar[23]

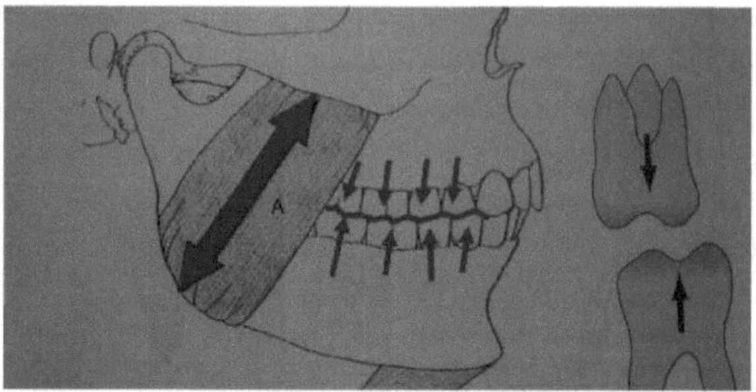

Fig 22: The vertical dimension remains constant this is ensure by eruption of teeth to ensure that muscle tone of the elevator muscles is maintained.(Courtesy Functional occlusion from TMJ to smile design; Peter E. Dawson)

O encurtamento das coroas clínicas é um efeito do desgaste que pode ter implicações significativas na restauração. Foi demonstrado que a compensação dento-alveolar pode fazer com que a DVO permaneça relativamente constante ou mesmo aumentada, apesar do desgaste dentário. Isso significaria que qualquer aumento na DVO como parte da reconstrução seria desnecessário. A diminuição da altura do dente é compensada por um aumento proporcional da altura do osso alveolar. O aumento da altura do dente é compensado pela remodelação regressiva do processo dento-alveolar, ou pela intrusão no alvéolo.

Se for planeada a restauração de uma dentição desgastada, então a extensão da compensação dento-alveolar parece determinar a estratégia do dentista, definindo a necessidade de efetuar medidas como o alongamento da coroa para assegurar o mesmo VD.[24]

CLASSIFICAÇÃO DA GRAVIDADE DO DESGASTE OCLUSAL/INCISAL

Índice Smith & Knights:

Score	Surface	Criteria
0	B/L/O/I	No loss of enamel surface characteristics
	C	No loss of contour
1	B/L/O/I	Loss of enamel surface characteristics
	C	Minimal loss of contour
2	B/L/O	Loss of enamel exposing dentine for less than one third of surface
	I	Loss of enamel just exposing dentine
	C	Defect less than 1 mm deep
3	B/L/O	Loss of enamel exposing dentine for more than one third of surface
	I	Loss of enamel and substantial loss of dentine
	C	Defect less than 1–2 mm deep
4	B/L/O	Complete enamel loss–pulp exposure–secondary dentine exposure
	I	Pulp exposure or exposure of secondary dentine
	C	Defect more than 2 mm deep–pulp exposure–secondary dentine exposure

Fig 23: Tooth Wear can be scored based on this classification

Classificação de Turner

Categoria 1: Desgaste excessivo com perda da dimensão vertical da oclusão.

Categoria 2: Desgaste excessivo sem perda da dimensão vertical da oclusão, mas com espaço disponível.

Categoria 3: Desgaste excessivo sem perda da dimensão vertical da oclusão, mas com espaço disponível limitado

Critérios de pontuação simplificados para o índice de desgaste dentário:

Score	Criterion
0	No wear into dentine.
1	Dentine just visible (including cupping) or dentine exposed.
2	Dentine exposure greater than 1/3 of surface.
3	Exposure of pulp or secondary dentine.

Índice ECCLES para a erosão dentária de origem não industrial:

Class	Surface	Criterion
Class 1		Early stages of erosion, absence of developmental ridges, smooth, surfaces of maxillary incisors and canines.
Class 2	Facial	Dentine involved for less than one third surface; two types Type 1(commonest): ovoid-crescentic in outline, concave in cross differentiate from wedge shaped abrasion lesions Type 2: irregular lesion entirely within crown. Punched out.
Class 3a	Facial	More extensive destruction of dentine, affecting anterior teeth part of the surface, but some are localised and hollowed out.
Class 3b	Lingual or Palatal	Dentine eroded for more than one third of the surface area. Gingival white, etched appearance. Incisal edges translucent due to loss of is flat or hollowed out, often extending into secondary dentine.
Class 3c	Incisal or Occusal	Surfaces involved into dentine, appearing flattened or with cupping. Undermined enamel; restorations are raised above surrounding.
Class 3d	All	Severely affected teeth, where both labial and lingual surfaces are may be affected; teeth are shortened.

DIAGNÓSTICO:[24]

Embora esteja normalmente envolvida uma combinação de factores, é possível, na maioria dos casos, identificar um fator principal. Uma avaliação dos possíveis factores causais deve incluir uma história sistemática e uma abordagem metódica ao exame clínico.

Análise da Etiologia de uma Dentição Extremamente Desgastada:[21]

O diagnóstico de desgaste severo é frequentemente obscurecido pela presença de múltiplos agentes etiológicos. O desafio do diagnóstico é, em primeiro lugar, identificar corretamente os sinais de uma dentição severamente desgastada e, em seguida, utilizando um processo de avaliação ordenado, chegar a uma compreensão da etiologia. O desgaste severo pode resultar de uma causa mecânica, de uma causa química ou de uma combinação de causas. A localização do desgaste, os sintomas e sinais que o acompanham e as informações obtidas na entrevista com o paciente são componentes essenciais para determinar a etiologia. Uma árvore de decisão de diagnóstico facilita uma análise e diagnóstico sistemáticos do desgaste dentário.

Em primeiro lugar, é importante distinguir entre desgaste mecânico e químico. Este tipo de perda de superfície ocorre quando os dentes entram em contacto uns com os outros ou são desgastados por outra fonte. Com o desgaste mecânico, as restaurações tendem a desgastar-se ao mesmo ritmo que a estrutura dentária adjacente. As facetas de desgaste apresentam periferias nitidamente definidas que podem ser combinadas em moldes de diagnóstico articulados. A erosão química ocorre quando as superfícies dentárias sofrem uma exposição prolongada a soluções ácidas. As superfícies oclusais exibem forma de taça e cratera com margens arredondadas.

Os ramos químico e mecânico da árvore de decisão de diagnóstico podem ser combinados para fornecer uma estrutura metódica para analisar uma dentição extremamente desgastada.

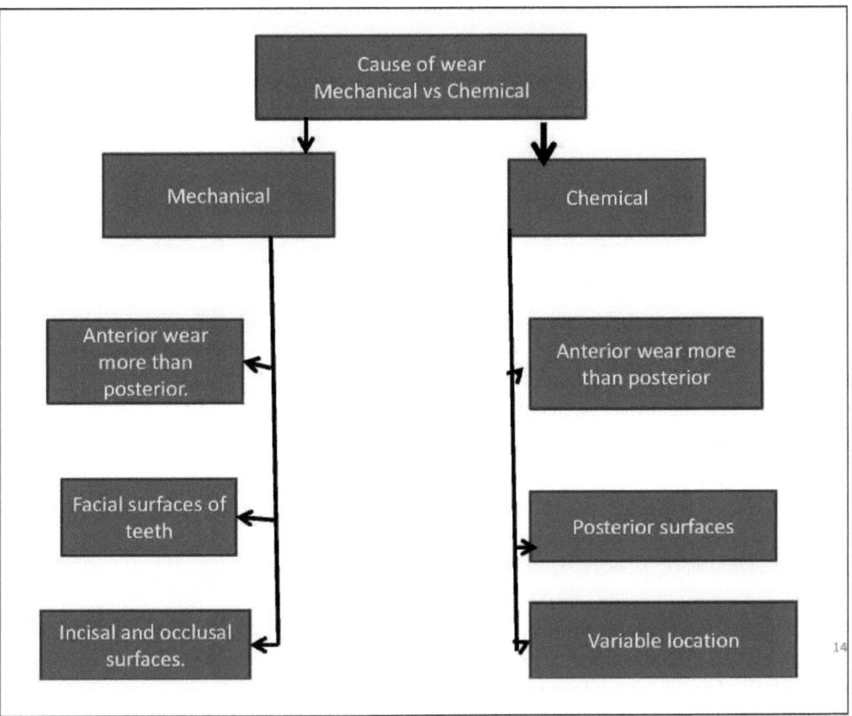

Fig 24: A Flowchart to analyze the etiology of tooth surface loss.

Determinação da causa do desgaste mecânico

Uma vez identificada a natureza mecânica do desgaste, deve ser analisada a localização ou localizações da perda de superfície. Podem ser identificados vários padrões individuais de desgaste mecânico que tendem a ocorrer em locais previsíveis.

- Padrão: Desgaste dos dentes anteriores maior do que o desgaste dos dentes posteriores

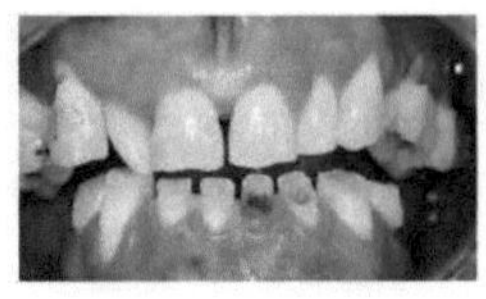

Fig25: Anterior Tooth Wear Greater Than Posterior Tooth Wear

O suporte posterior inadequado ou instável tem sido identificado como um fator de atrito anterior grave e de diminuição da dimensão vertical oclusal. A perda de dentes posteriores tem sido relatada como um fator importante no desenvolvimento de uma oclusão anterior traumática. A prematuridade da oclusão posterior também pode causar um aumento da função dos dentes anteriores, resultando num maior desgaste.

- Padrão: Desgaste progressivamente maior nos dentes anteriores

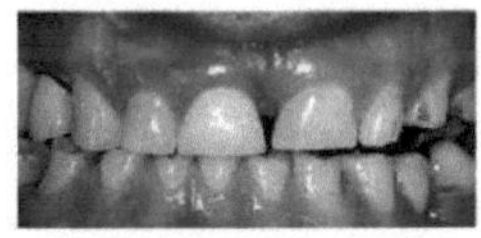

Fig26: Progressively Greater Wear on the Anterior Teeth

O desgaste mecânico resultante do bruxismo resulta frequentemente num desgaste progressivamente maior em direção aos dentes anteriores. Uma exceção a esta constatação ocorre em indivíduos com mordida aberta anterior. As variações no movimento mandibular podem resultar numa grande variedade de padrões de desgaste em pacientes com bruxismo. Como seria de esperar, o bruxismo produz perda de superfície, que está relacionada com a duração e a força da parafunção.

Pode ser efectuado um diagnóstico definitivo através da articulação manual de moldes de diagnóstico e da correspondência das facetas de desgaste. Outros achados intra-orais podem incluir sulcos nos bordos laterais da língua, evidência de mordedura da bochecha e a presença de restaurações de porcelana fracturadas. Pode ocorrer a formação de cúpulas ou crateras nas superfícies oclusais quando o esmalte tiver sido perfurado.

- *Padrão: Desgaste nas superfícies faciais dos cúspides e pré-molares*

Dependendo dos hábitos de higiene oral do paciente, a abrasão provocada pela escovagem dos dentes também pode resultar em padrões de desgaste bizarros com entalhes ou sulcos nos dentes.

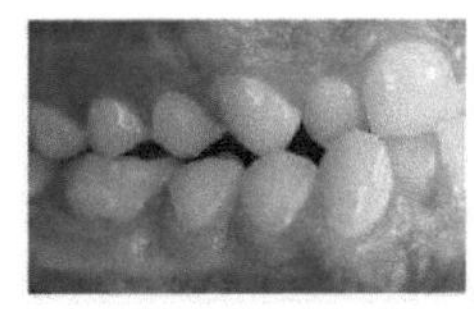

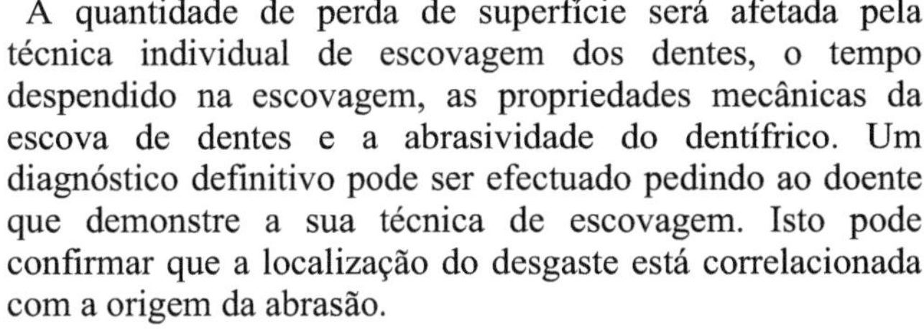

A quantidade de perda de superfície será afetada pela técnica individual de escovagem dos dentes, o tempo despendido na escovagem, as propriedades mecânicas da escova de dentes e a abrasividade do dentífrico. Um diagnóstico definitivo pode ser efectuado pedindo ao doente que demonstre a sua técnica de escovagem. Isto pode confirmar que a localização do desgaste está correlacionada com a origem da abrasão.

Fig 27: Wear on Facial Surfaces of the Cuspids and Premolars

- *Padrão: Desgaste em locais variáveis, principalmente nas superfícies oclusais e incisais*

O desgaste variável nas superfícies oclusais e incisais sugere algum tipo de hábito parafuncional como fator causal. Estes hábitos podem estar relacionados com requisitos profissionais, comportamentos habituais ou stress. Os relatos de casos documentam os efeitos destrutivos de objectos estranhos, tais como hastes de tubos, alfinetes, agulhas, clipes de papel, sementes de girassol e latas de refrigerantes. O desgaste é encontrado principalmente nas superfícies oclusais e incisais dos dentes.

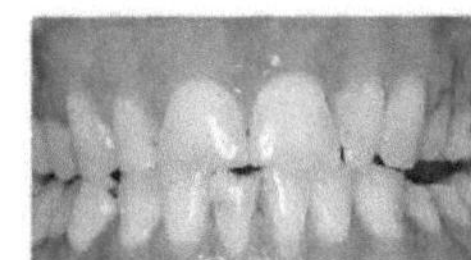

Fig 28: Wear in Variable Locations, Primarily Occlusal and Incisal Surfaces

Determinação da causa da erosão química

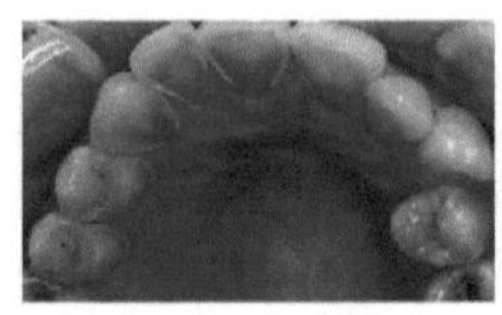

Fig 29: Anterior Surface Loss Greater Than Posterior Surface Loss

Foi demonstrado que o risco de erosão dentária aumenta com determinados hábitos alimentares, com regurgitação ou refluxo gástrico e em indivíduos com vómitos crónicos auto-induzidos. Uma vez identificada a causa química da perda de superfície, a localização deve ser avaliada.

- Padrão: Perda da superfície anterior maior do que a perda da superfície posterior

O vómito crónico é a causa mais comum de erosão grave das superfícies linguais dos dentes anteriores superiores, embora a hérnia hiatal e o refluxo gástrico também sejam causas possíveis. A erosão química dos dentes anteriores superiores tem sido correlacionada com o vómito auto-induzido.

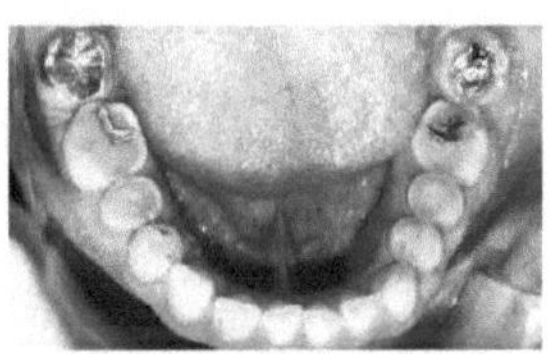

Fig 30: Posterior Surface Loss Greater Than Anterior Surface Loss

- Padrão: Perda da superfície posterior maior do que a perda da superfície anterior

Com o consumo de alimentos e bebidas ácidas, as superfícies oclusais dos dentes posteriores tendem a apresentar maior desgaste do que as dos dentes anteriores. A erosão resultante de causas extrínsecas tem sido correlacionada com o consumo excessivo de bebidas carbonatadas de baixo pH, bem como de frutas e sumos com elevado teor de ácido cítrico.

- Padrão: Locais variáveis, causas diversas

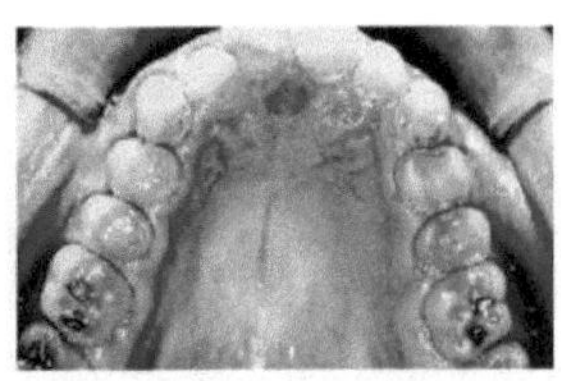

Fig 31: Variable Locations, Miscellaneous Causes

Qualquer medicamento que tenha um pH ácido e que esteja em contacto frequente com as superfícies dentárias pode causar erosão. Tabelas mastigáveis de vitamina C, comprimidos mastigáveis de aspirina e aspirina em pó têm sido associados à erosão nas superfícies oclusais dos dentes posteriores. O abuso de anfetaminas ilícitas, Ecstasy (3, 4-metileno dioxi-metanfetamina), tem sido associado a um desgaste significativo das superfícies oclusais posteriores, quando comparado com utilizadores sem drogas da mesma idade. Para além disso, foi relatado que a aplicação de cocaína na mucosa oral produz erosão cervical nas superfícies faciais dos dentes anteriores e primeiros pré-molares superiores.

PLANEAMENTO DO TRATAMENTO PARA PROBLEMAS DE DESGASTE:

Não existem regras rígidas e rápidas e a necessidade de tratamento deve ser estabelecida após considerar: o grau de desgaste relativamente à idade do paciente, a etiologia, os sintomas e os desejos do paciente. É essencial um planeamento cuidadoso relativamente à reconstrução de uma dentição desgastada e, como em qualquer plano de tratamento restaurador, a primeira decisão a ser tomada é se as restaurações devem ser concebidas para se harmonizarem com a oclusão existente, ou seja, uma abordagem de confirmação, ou se devem fazer uma alteração no sentido de uma oclusão ideal, a abordagem de reorganização. O tratamento pode ser ativo ou passivo. A abordagem passiva envolve a monitorização do grau de desgaste e várias estratégias preventivas. A monitorização implica a realização de uma série de exames repetitivos e de determinadas medições ao longo de um período de tempo, a fim de avaliar se uma condição é progressiva. Fotografias intra-orais padronizadas, modelos de estudo e medição das dimensões da lesão são todas abordagens potenciais. No entanto, estes métodos são geralmente úteis apenas para longos períodos de tempo, tais como meses e anos". Para o tratamento da erosão, foram sugeridas várias estratégias, como a aplicação de flúor, modificações da bebida, alterações do estilo de vida, tratamento do refluxo gástrico, etc. As talas para o bruxismo, a educação sobre a escovagem dos dentes, etc., são outras estratégias preventivas. Os passos na gestão do problema de desgaste são a montagem de moldes de diagnóstico em relação cêntrica, a análise de quaisquer interferências oclusais e a sua remoção, a remoção das mesmas na boca, o enceramento de diagnóstico, a preparação dos dentes anteriores e o estabelecimento da orientação anterior e a verificação da mesma com provisórios, a preparação do segmento posterior e a cimentação das restaurações definitivas.

O planeamento do tratamento de problemas de desgaste deve ser concebido de forma a cumprir seis objectivos:

1. Contactos de igual intensidade em todos os dentes numa relação cêntrica verificável.

2. Uma orientação anterior que está em harmonia com os movimentos funcionais normais do maxilar do paciente.

3. Exclusão imediata de todos os contactos posteriores no momento em que a mandíbula se move em qualquer direção a partir da relação cêntrica.

4. Restauração de quaisquer superfícies dentárias que apresentem problemas de desgaste do esmalte.

5. Aconselhamento para que o doente compreenda que a postura normal do maxilar mantém os dentes separados, exceto durante a deglutição.

6. Talas oclusais se o bruxismo habitual persistir.

Exame:[24]

O exame destina-se a:

1. Ajuda na distinção entre perda fisiológica e patológica da superfície dentária.

2. Revelar caraterísticas que possam indicar a etiologia.

3. Indicar se o tratamento deve ou não ser efectuado.

4. Destacar as potenciais dificuldades previstas no tratamento.

Element	Procedure
Study casts	Poured in vacuum-mixed diestone
Intra-oral photographs	Anterior, posterior L/R, occlusal U/L views
Examination of wear features	Wear facets: location, extension, 'matching' of opposing facets, diffuse/demarcated. Enamel/dentin texture, dentinal (secondary) exposure
Grading of the severity of wear	Clinical, study casts and intraoral photographs
Salivary analysis	Unstimulated and stimulated secretion rate, buffering capacity
Assessment for TMD	Examination of muscles, TMJ, occlusion and mandibular movements

Fig 32: Elements of the clinical examination for individuals with tooth wear

Considerações importantes:[4]

1. O desgaste acentuado não provoca uma perda de dimensão vertical.
2. O desgaste acentuado não elimina todas as interferências de deflexão.
3. O desgaste atritivo grave só pode ocorrer se os dentes superiores estiverem no caminho dos dentes inferiores durante os movimentos funcionais ou para-funcionais da mandíbula.
4. O desgaste por atrito grave só pode ocorrer devido a bruxismo ou cerramento se houver interferências.
5. Os dentes posteriores não podem desgastar-se se a exclusão posterior estiver aperfeiçoada.
6. Não inclinar ou restringir o envelope da função, exceto como último recurso.

Perda de dimensão vertical em pacientes com desgaste:

Evidências clínicas indicam que mesmo a dentição severamente desgastada não perde a dimensão vertical. O processo de erupção e desenvolvimento alveolar pode continuar ao longo da vida à medida que os dentes são desgastados, devido à deposição contínua de camadas de cemento na raiz e ao alongamento simultâneo dos processos alveolares. As excepções a esta situação são a perda de dimensão vertical que ocorre quando a altura do côndilo também se perde devido a doença óssea. Assim, a restauração das dimensões verticais perdidas na maioria dos casos é, na maior parte das vezes, uma verdadeira melhoria da mordida quando efectuada em dentes naturais.

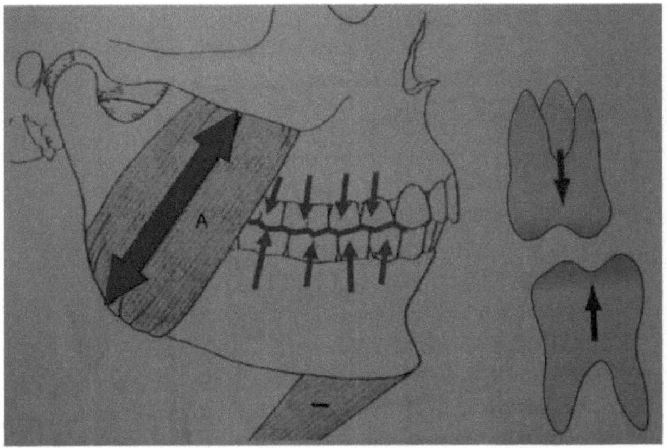

Fig 33: Teeth have an ever present eruptive force that forces them to erupt until they meet their opposing teeth. The vertical point of contact is directly related to the repeated contractile length of the muscles.(Courtesy Functional occlusion from TMJ to smile design; Peter E. Dawson)

Alterar a dimensão vertical:

A DVO (dimensão vertical de oclusão) refere-se à posição vertical da mandíbula em relação à maxila quando os dentes superiores e inferiores estão intercalados na posição mais fechada. A DVO é determinada pelo comprimento contrátil repetitivo dos músculos elevadores.

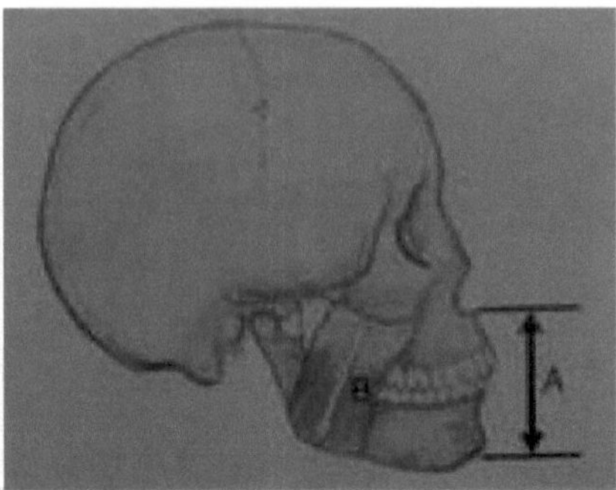

Fig 34: Decrease in tooth height is compensated for by a commensurate increase in alveolar bone height.(Courtesy Functional occlusion from TMJ to smile design; Peter E. Dawson)

Os músculos e não os dentes são os factores determinantes do VD. Os estudos indicam que, mesmo que o VD seja aumentado, com o tempo voltará ao valor anterior ao tratamento. Um equívoco popular sobre a dentição desgastada é que os pacientes perderam o seu VD e este deve ser restaurado. Esta crença é reforçada devido à perda de estrutura dentária e à fadiga muscular sentida pelo doente. Uma das crenças mais persistentes relativamente a uma alteração da DV é que a DV alterada deve ser testada com restaurações provisórias. No entanto, isto não tem em conta que o conforto não é afetado por uma vasta gama de alterações da dimensão vertical, desde que os côndilos tenham acesso ilimitado ao cêntrico. O aumento da VD pode resultar em dentes anteriores demasiado compridos, resultando também no arqueamento dos incisivos inferiores para trás e para baixo. Um desgaste anterior grave pode resultar numa perda da relação facial anterior.

Se ocorrer um desgaste anterior devido à deslocação dos côndilos para a frente, o VDO nos dentes anteriores fecha-se. Isto acontece porque os côndilos têm de se mover para baixo à medida que são deslocados para a frente pelos dentes posteriores. Como os côndilos podem voltar ao centro, eles também se movem para cima. Assim, o segmento anterior pode ser aberto pelo menos 2 mm por cada 1 mm de movimento do côndilo para cima.

Relação entre o condyler e a orientação anterior e o desgaste oclusal:[4]

Nos casos de desgaste severo em que é necessário restaurar a dimensão vertical, o condyler e a orientação anterior devem ser cuidadosamente avaliados, uma vez que a dimensão vertical é influenciada por estes dois factores. A restauração da orientação anterior tem de ser desenvolvida de acordo com as trajectórias funcionais existentes após a ocorrência de desgaste. Embora os movimentos funcionais fossem originalmente mais verticais, tornam-se horizontais à medida que os dentes são desgastados. Dependendo da qualidade e quantidade de orientação incisal, os dentes posteriores são protegidos de interferências laterais.

A análise da orientação anterior deve ser desenvolvida de acordo com as trajectórias funcionais existentes após a ocorrência de desgaste. Embora os movimentos funcionais fossem originalmente mais verticais, tornam-se horizontais à medida que os dentes são desgastados. A análise da trajetória condilar é extremamente importante em problemas graves de desgaste oclusal por duas razões:

1. Para determinar a ajuda que se pode esperar da trajetória condilar para a exclusão dos dentes posteriores.
2. Para determinar se a trajetória condilar será estável após a correção oclusal.

A saúde e o alinhamento do conjunto do disco do côndilo são extremamente importantes para o prognóstico a longo prazo do tratamento do desgaste oclusal. A deslocação do disco leva à perda de altura condilar, achatando o côndilo e a eminência. Isto, por sua vez, perpetua o problema do desgaste oclusal ao recriar repetidamente uma interferência com o dente mais posterior do lado da deslocação, o que, por sua vez, causa hiperatividade muscular e coordenação. Os pacientes com desarranjo discal irredutível devem esperar uma necessidade contínua de correção oclusal repetida, feita periodicamente para compensar a perda de altura condylar

Mesmo uma trajetória condilar severamente achatada terá algumas angulações para baixo, desde que o plano oclusal seja mais plano do que a trajetória condilar. Existem 2 formas de aumentar a separação dos dentes posteriores através da alteração do plano oclusal:

1. Achatamento da curva.
2. Diminuir a curva

TRATAMENTO:

O tratamento do desgaste dentário divide-se em 2 categorias: passivo e ativo.

Tratamento passivo:[24]

Controlo:

Envolve a realização de uma série de exames repetitivos e de determinadas medições ao longo de um período de tempo, a fim de avaliar se uma condição é progressiva. A monitorização é essencial na gestão da perda da superfície dentária. É o único método de avaliar se a perda da superfície dentária é ativa ou passiva. Fotografias intra-orais padronizadas, modelos de estudo e medição das dimensões da lesão são todas abordagens potenciais. No entanto, esses métodos geralmente só são úteis para longos períodos de tempo, como meses e anos.

Prevenção do desgaste dentário[24]

É o tratamento da futura perda da superfície dentária. Se a extensão da perda de superfície dentária existente for considerada aceitável, o tratamento adequado é a prevenção de novas perdas de superfície dentária. A forma de tratamento dependerá do tipo de perda da superfície dentária, pelo que é essencial determinar a causa.

Ajuste oclusal[13]

Como resultado das associações relatadas entre interferências oclusais e lesões de desgaste dentário, o ajuste oclusal tem sido defendido para prevenir o seu início e progressão e para minimizar o fracasso das restaurações cervicais.

Tratamento ativo:[24]

É essencial um planeamento cuidadoso relativamente à reconstrução de uma dentição desgastada e, como em qualquer plano de tratamento de restauração, a primeira decisão é se as restaurações são ou não concebidas para:

- Harmonizar com a abordagem de oclusão/confirmação existente.
- Fazer uma alteração na oclusão/abordagem organizada

Gerir a perda de espaço interoclusal:

1. Redução oclusal: pode ser utilizada quando é necessária uma redução mínima. No entanto, isto pode ter graves sequelas adversas. A redução oclusal de dentes desgastados pode levar a uma falta de comprimento axial e, por conseguinte, a uma retenção e resistência insuficientes

2. Alongamento cirúrgico da coroa: a preparação do dente e a perda associada de tecido coronário podem resultar em mais insultos à polpa.

3. Aumento arbitrário da VD.

4. Terapia ortodôntica: pode ser utilizada para criar espaço interoclusal suficiente através de uma combinação de movimentos corporais verticais e horizontais relativos e da alteração da inclinação axial dos dentes

5. Aparelho de elevação da mordida de Dahl O conceito de Dahl refere-se ao movimento axial relativo dos dentes que se observa quando um aparelho localizado ou uma restauração são colocados em supra-oclusão e a oclusão restabelece o contacto total com a arcada durante um período de tempo. Outras expressões, como "aparelho ortodôntico de movimentação fixa", "criação de espaço interoclusal localizado", são termos usados para descrever o mesmo processo. O conceito de movimento dentário axial relativo foi reconhecido e publicado antes do trabalho de Dahl et al. em 1975. Dahl foi o primeiro autor, através de uma série de artigos, a relatar o uso bem-sucedido da técnica para o tratamento da dentição desgastada.[27]

O aparelho original foi fabricado em liga de Co-Cr, mas foram utilizados vários materiais para a sua construção. Uma espessura de material deve ser colocada na face oclusal incisal dos dentes onde é necessário criar um espaço interoclusal. Vários autores relataram a criação de espaço na faixa de 1mm a 4mm. A oclusão leva de 4 a 6 meses para se estabilizar

ETAPAS DA GESTÃO DOS PROBLEMAS DE DESGASTE:

Equilíbrio oclusal

O primeiro passo é montar o molde de diagnóstico em Centric Relation. Segue-se o equilíbrio oclusal. O enceramento de diagnóstico é efectuado depois de os moldes terem sido equilibrados, deve ser efectuado o enceramento de diagnóstico dos dentes anteriores. O enceramento deve contornar os dentes anteriores de modo a obter uma orientação o mais plana possível, mantendo a posição correta do bordo incisal. A primeira análise deve ser efectuada no VD mais fechado. Isto deve responder às seguintes questões:

1. Os bordos incisais inferiores podem ser corretamente recontornados?
2. É possível fornecer um contacto de retenção definido para cada bordo incisal inferior?
3. Os bordos incisais superiores podem ser corrigidos ou mantidos sem interferir com a zona neutra existente?
4. É possível elaborar uma orientação anterior entre os batentes cêntricos estabelecidos e os bordos incisais superiores?

As questões acima referidas devem ser resolvidas no VD mais fechado dos moldes equilibrados. Se as relações anteriores puderem ser resolvidas sem aumentar o VD, isso é o ideal. Se o VD tiver de ser aumentado para conseguir uma relação anterior aceitável, deve ser aumentado apenas na medida do necessário. Um dos objectivos do tratamento é reduzir ao mínimo os requisitos de adaptação, o que se consegue melhor mantendo o VD existente

O próximo passo na análise é determinar o efeito dos dentes anteriores encerados na desoclusão posterior. As principais questões a serem resolvidas são as seguintes:

1. A orientação anterior pode excluir todos os dentes posteriores em todas as excursões?
2. Se os dentes anteriores não conseguem desocluir os dentes posteriores, será que o problema pode ser resolvido através de alterações no segmento posterior?

A desoclusão de todos os dentes posteriores em todas as excursões é um elemento essencial para o sucesso do tratamento. Deve ser pensado com antecedência, porque se a inclinação da orientação anterior for a única forma de proporcionar a desclusão posterior, deve ser realizada como a primeira prioridade de restauração. Pode então ser uma escolha de tratamento mais sensata aumentar o VD para conseguir uma orientação anterior mais plana: Depois de ter sido encerada uma relação anterior aceitável, esta ainda tem de ser refinada na boca. Deve ser feita uma matriz para as restaurações provisórias em resina acrílica depois de os dentes serem preparados.

Quando o desgaste anterior é grave, é melhor efetuar todos os refinamentos em ambas as arcadas dos dentes anteriores antes de qualquer um dos segmentos ser cimentado. As restaurações anteriores inferiores são completadas na forma final, mas não devem ser cimentadas até que todas as excursões funcionais tenham sido verificadas em relação às restaurações provisórias superiores. A orientação anterior deve ser verificada cuidadosamente nesta fase, para verificar se a desclusão posterior é efectiva e se os contornos superiores correspondem aos requisitos fonéticos. Nesta altura, as restaurações inferiores podem ser cimentadas e as superiores finalizadas. Finalização das restaurações anteriores superiores, seguida das restaurações posteriores. Os dentes posteriores terão de ser equilibrados como parte da fase de preparação preliminar da boca antes de finalizar a orientação anterior nas restaurações provisórias ou na restauração definitiva. Se os dentes posteriores forem preparados juntamente com os dentes anteriores, as restaurações provisórias são efectuadas para a arcada completa.

GESTÃO DE DETERMINADAS SITUAÇÕES CLÍNICAS:[3]

Desgaste anterior grave que resulta num fim de relação:

É difícil alongar a aparência dos dentes anteriores sem abrir a broca ou inclinar severamente a orientação anterior.

Isto exige um compromisso que permita que os bordos incisais inferiores avancem numa orientação relativamente plana e depois progridam para uma inclinação mais acentuada o mais gradualmente possível

Restauração de dentes posteriores muito desgastados:

A restauração da oclusão posterior depende, em primeiro lugar, da determinação da orientação incisal correta.

Os dentes posteriores devem ser encaixados entre a orientação incisal e condilar, mas não devem interferir com ambas. Com o desgaste a longo prazo, os dentes posteriores podem ser desgastados até à linha da gengiva. Existem 4 opções para este tipo de dentição desgastada:

1. Restaurações de ouro retidas por pinos: a utilização de pinos paralelos permite a restauração da dentina exposta sem um aumento significativo do VD.

2. Aumento do VDO: um aumento do VD pode melhorar a estética, mas em alguns pacientes pode levar a um desgaste extenso. Esta opção está contra-indicada se o osso alveolar estiver esclerótico ou se os músculos mastigatórios estiverem hipertrofiados.

3. Procedimentos de alongamento da coroa: pode ser necessário expor uma estrutura dentária suficiente para obter uma boa retenção e contornos estéticos.

Correção conservadora do desgaste das incisais inferiores

Quando o desgaste incisal penetra através do esmalte, a dentina mais macia começa a ceder, deixando um anel elevado de hastes de esmalte sem suporte. Isto leva ao lascamento das estradas de esmalte e faz com que o bordo incisal pareça inestético e áspero. Nas fases iniciais, as restaurações de resina composta podem ser suficientes para

3 Extirpação da polpa, tratamento endodôntico seguido de tratamento com pino e núcleo: esta opção pode proporcionar uma forma retentiva quando necessário. A extirpação da polpa pode ser combinada com o alongamento da coroa, quando necessário

restaurar os dentes.

O desgaste incisal grave resulta em dentes anteriores inferiores arredondados e espessos. Para restaurar um contorno normal, deve ser removida mais estrutura dentária do que a espessura necessária para o material de restauração normal. Se o bordo incisal precisar de ser movido para lingual, a maior parte da redução deve ser feita para vestibular e vice-versa.

Desgaste labial acentuado dos incisivos inferiores

Este é normalmente um sinal de restaurações linguais superiores com contornos incorrectos. É um exemplo clássico de interferência no envelope da função que geralmente requer um contorno lingual superior côncavo para não interferir. Por vezes, a restauração pode ser contornada para proporcionar uma paragem estável no cíngulo e um caminho correto desde a paragem cêntrica até ao bordo incisal. Depois de remodelar as superfícies linguais superiores, os contornos incisais e labiais inferiores devem ser aperfeiçoados na restauração provisória e depois aperfeiçoados no laboratório.

Desgaste irregular:

O desgaste anterior nem sempre é igual em ambas as arcadas. Pode verificar-se um desgaste acentuado nos dentes superiores e um desgaste mínimo nos dentes inferiores. Quando os dentes superiores se desgastam rapidamente, os dentes inferiores irrompem para cima, formando uma linha de sorriso invertida grave. A correção é difícil, uma vez que os dentes inferiores podem ter-se alongado juntamente com o osso alveolar. A solução requer o abaixamento dos bordos incisais inferiores para permitir uma linha de sorriso superior mais normal. Os métodos para o conseguir são a remodelação, o reposicionamento, a restauração e a cirurgia.

Desgaste oclusal devido a causas relacionadas com a ATM:

Qualquer perda da altura do ramo como resultado de perda óssea condilar ou de um disco deslocado tem um efeito direto na oclusão. Submete os molares a uma sobrecarga excessiva. Qualquer movimento de bruxismo ou de excursão coloca os dentes no caminho e predispõe-nos ao desgaste. Assim, a perda de altura do ramo predispõe a 2 efeitos progressivamente prejudiciais:

1. Desgaste severo dos dentes posteriores que estão em interferência direta com todos os movimentos excursivos.

2. O desgaste severo dos dentes anteriores resulta da necessidade de posicionar a mandíbula para a frente para conseguir contactos anteriores. À medida que o côndilo se desloca para baixo, gira sobre o último molar para permitir que os dentes anteriores se desloquem para cima e interfiram com os dentes anteriores superiores.

O protocolo para o planeamento do tratamento inclui:

Determinar a posição mais estável da ATM: a posição pode ser classificada como cêntrica adaptada se a articulação puder aceitar confortavelmente a carga nesta posição. Será necessário efetuar uma revisão periódica, uma vez que se verificam mais perdas na articulação, mas a situação é controlável se a oclusão for mantida com desoclusão posterior.

Enceramento de diagnóstico em modelos montados: o objetivo é estabelecer contactos anteriores numa postura cêntrica adaptada. Isto envolve normalmente a remodelação dos dentes posteriores para fechar a VD na parte anterior e restaurar os dentes anteriores para um contacto ideal

Restauração de lesões cervicais não cariosas

Na prática clínica, a restauração de lesões cervicais não cariosas é um desafio, pois, na maioria das vezes, a margem cervical está localizada em cemento ou dentina.[26] Essa caraterística torna a margem cervical mais suscetível a microinfiltrações, causando manchas cavo-superficiais, sensibilidade pós-operatória e também favorece a incidência de lesões de cárie. Além disso, a qualidade da dentina nessas lesões é esclerótica ou vitrificada na maioria dos casos. Os problemas com o restauro das LCNC incluem a dificuldade em obter controlo da humidade, o acesso às margens subgengivais e as elevadas taxas de insucesso. As lesões cervicais não cariosas podem apresentar grande perda estrutural nas margens de esmalte, principalmente nas regiões próximas à gengiva, sendo contra-indicadas as margens de esmalte chanfradas, necessárias nas restaurações com compósito para melhorar os procedimentos adesivos, a fim de preservar a estrutura remanescente. As regiões defeituosas podem ser restauradas com GICs, uma vez que as margens biseladas não são recomendadas para estes materiais. Os GICs são especialmente eficazes para o tratamento de lesões cervicais não cariosas, aderindo quimicamente ao cálcio da estrutura dentária e evitando a remoção desnecessária do esmalte para biselamento. Além disso, a compatibilidade entre os coeficientes de expansão térmica da estrutura dentária e dos GICs torna desnecessárias as retenções mecânicas, o que poupa a estrutura dentária remanescente. Vantagens como uma maior resistência de união, melhores propriedades físicas, melhor polimento, maior gama de cores e translucidez foram obtidas com o advento dos cimentos de polimerização dupla. As restaurações de compósito também podem ser colocadas nestas situações. Suas vantagens incluem a boa estética e a melhor adesão com a técnica do condicionamento ácido. São indicadas no caso de restaurações colocadas na zona visível / estética. A desvantagem destas restaurações é o seu fraco desempenho clínico em comparação com o GIC e a coloração marginal. Em crianças e especialmente quando o desgaste afecta os dentes permanentes na dentição mista, as restaurações à base de resina são a opção restauradora de eleição. Estas restaurações podem ser definitivas ou servir de intermediárias para uma reconstrução posterior e mais permanente. A prótese fixa convencional, com o seu registo comprovado de longa duração, mesmo que apenas no contexto das exigências estratégicas totalmente menores de dentes relativamente pouco desgastados (a que estes dados se referem), parece, em muitos casos, continuar a ser o tratamento de eleição para dentes muito desgastados.

Defeitos na estrutura dos dentes:

Existem vários defeitos na formação das estruturas calcificadas dos dentes que podem predispor os indivíduos a um desgaste rápido da sua dentição. Algumas das condições são a amelogénese imperfeita, a dentinogénese imperfeita, a hipocalcificação da dentina, etc.

As displasias hereditárias, como a amelogénese imperfeita e a dentinogénese imperfeita, comprometem a resistência ao desgaste e predispõem os dentes a uma perda acelerada da superfície por causas mecânicas ou químicas. A amelogénese imperfeita, uma displasia local, sistémica ou hereditária que afecta a quantidade de esmalte ou a qualidade da calcificação, resulta num esmalte mais fino e/ou mais friável, logo mais suscetível à erosão química e ao desgaste mecânico.

A dentinogénese imperfeita, uma displasia hereditária da dentina que afecta tanto a dentição decídua como a permanente, resulta em dentes com um aspeto opalescente cinzento ou castanho caraterístico. Uma ligação fraca entre o esmalte e a dentina resulta na perda precoce do esmalte, atrito rápido e maior suscetibilidade a cáries.

Tratamento da amelogénese e da dentinogénese imperfeita:

Estas duas condições predispõem ao desgaste rápido dos dentes. No passado, a maioria dos doentes não era tratada até à idade adulta, até que, devido ao desgaste extensivo, era necessário proceder a extracções dentárias. Não existem diretrizes claras para decidir quando se deve iniciar o tratamento; isto só pode ser decidido caso a caso, com base na destruição dentária que ocorreu devido ao desgaste dos dentes. No entanto, recomenda-se que o tratamento comece o mais cedo possível. O objetivo do tratamento na dentição primária e permanente é o fim e/ou a prevenção do desgaste dentário acelerado/abrasão e a recuperação da função e da estética. O tratamento precoce permite a manutenção de uma boa saúde dentária, a preservação da vitalidade, da forma e do tamanho da dentição e a prevenção de possíveis perdas em VD e problemas de ATM. O tratamento dos dentes permanentes centra-se na proteção precoce da dentição existente para evitar o desgaste. As opções de tratamento estão limitadas a coroas de cobertura total, uma vez que o objetivo é a proteção máxima.[28]

A reabilitação da amelogénese imperfeita numa criança deve ter em conta o desenvolvimento dos dentes da criança, a saúde dos tecidos periodontais e o crescimento mandibular e maxilar. [29]Como demonstrado neste relatório clínico, este foi efectuado em 2 fases. O tratamento temporário imediato, durante o período de dentição mista, tem como objetivo reduzir a sensibilidade nos dentes, prevenir a atrição dos dentes em erupção e restaurar a aparência e a função mastigatória. Durante esta primeira fase, a dimensão vertical da oclusão foi aumentada, se necessário. É essencial monitorizar de perto esta nova oclusão durante vários meses e conservar a vitalidade da polpa nos dentes permanentes imaturos para que possam completar o seu ciclo de crescimento.

A segunda fase envolve o tratamento de transição e começa quando todos os dentes permanentes estão colocados. O objetivo é estabelecer uma aparência estética e uma função mastigatória eficiente até à idade adulta. No tratamento da amelogénese imperfeita em crianças, é importante permitir o crescimento mandibular e maxilar, utilizando restaurações individuais nos dentes.[29]

Conclusão:

Existem várias controvérsias em torno do tema do desgaste dentário, algumas das quais incluem: aumentar ou não o VD, a abfracção é uma entidade clínica, quando iniciar o tratamento? Qual é o papel da oclusão? Quando é que o desgaste é patológico e quando é fisiológico? Qual é o melhor material a utilizar? O clínico deve tomar a decisão com base nos seus juízos clínicos e num conhecimento profundo do problema, só assim poderá restaurar a função e a estética do paciente.

Referências:

1. Reabilitação da dentição desgastada; A. JOHANSSON*, A.-JOHANSSON, R. OMAR & G. E. CARLSSON; Journal of Oral Rehabilitation 2008 35; 548-566.
2. Desgaste dos dentes: Attrition, erosion, and abrasion; Quintessence International; vo34,no6; 2003;435-443.
3. The clinicians index of oclusal disease: definition, recognition and management;IJPRD; vol 10; no2;1990;103-123.
4. Oclusão funcional da ATM à conceção do sorriso;Peter E. Dawson .
5. Erosão patológica ou fisiológica - existe uma relação com a idade?;David Bartlett e Chris Dugmore; Clin Oral Investig. 2008 março; 12(Suppl 1): 27-31
6. Erosão patológica ou fisiológica - existe uma relação com a idade?;David Bartlett e Chris Dugmore; Clin Oral Investig. 2008 março; 12(Suppl 1): 27-31
7. Attrition, abrasion, corrosion and abfraction revisited ; JOHN O. GRIPPO, B.S., D.D.S., MARVIN SIMRING, B.A., D.D.S. and STEVEN SCHREINER, B.S., M.S., Ph.D., P.E. J Am Dent Assoc, Vol 135, No 8, 1109-1118.
8. Tratamento restaurador da dentição desgastada: A etiologia e o diagnóstico FREDERICK C.S. CHU, HAK K. YIP, PHILIP R.H. NEWSOME, TAK W. CHOW E ROGER J. SMALES; Dental Update - maio de 2002;29: 162-168
9. Attrition, abrasion, corrosion and abfraction revisited; JOHN O. GRIPPO, B.S., D.D.S., MARVIN SIMRING, B.A., D.D.S. e STEVEN SCHREINER, B.S., M.S., Ph.D., P.E. ; J Am Dent Assoc, Vol 135, No 8, 1109-1118.
10. Glossário de termos de prótese dentária, ed. 7. J Prosthet Dent;1999;81:48
11. Desgaste dentário e oclusão: amigos ou inimigos? NicoH .J. Creugers;IJP;vol20;no4;2007;348-349.
12. Disfunção da articulação temporomandibular e dor muscular; Sigurd P. Ramfjord, J. Pros. Den..março-abril, 1961
13. Abfracção: separar o facto da ficção;JA Michael,* GC Townsend,* LF Greenwood,* JA Kaidonis. Australian Dental Journal 2009; 54: 2-8
14. Lee WC, Eakle WS. Possível papel do stress de tração na etiologia das lesões erosivas cervicais dos dentes. J Prosthet Dent 1984;52:374-380.
15. Erosão dentária - definição, classificação e relações; Imfeld T.; Eur J Oral Sci;1996;104;151-155.
16. Erosão dentária; do diagnóstico à terapia; A Lussi: Krager.
17. Erosão - diagnóstico e factores de risco;A. Lussi[0] e T. Jaeggi; Clin Oral Investig. 2008 March; 12(Suppl 1): 5-13.
18. Erosão dentária e cárie dentária grave relacionadas com refrigerantes: relato de um caso e revisão da literatura* Ran Cheng, Hui Yang, Mei-ying Shao, Tao Hu e Xue-dong Zhou; J Zhejiang Univ Sci B. 2009 May; 10(5): 395-399.

19. Erosão dentária causada por doença de refluxo gastroesofágico: relato de um caso;Seda Cengiz, M inane Cengiz,[2] e Y §inasi Sara?; Cases J. 2009; 2: 8018.
20. Shafer WG, Hine MK, Levy BM. A textbook of Oral pathology,ed 4.Philadelphia: Saunders, 1999;459-460.
21. Analisando a Etiologia de uma Dentição Extremamente Desgastada;Ronald G. Verrett, DDS, MS; J Prosthodont 2001;10:224-233.
22. Lussi A: Erosão dentária. Diagnóstico clínico e anamnese. Eur J Oral Sci 1996;104:191-198.
23. Berry DC, Poole DFG. Attrition: possible mechanisms of compensation. J OralRehabil. 1976;3:201-206.
24. Management of tooth surface loss; S.J Davies, R.J.M Gray e A.J.E Qualtrough;BDJ voll92;nol;jan 2002';ll-20.
25. Uma avaliação da orientação incisal e da sua influência na dentisteria restauradora; JPD;1959;9;374-378.
26. Prevenção . parte 3: Prevenção do desgaste dentário; BDJ; vol 195; no 2; 26 de julho de 2003.
27. The Dhal Concept; BDJ; vol 198;no 11, 2005.
28. Tratamento da amelogénese e da dentinogénese imperfeita QI;vol39;no3;2008
29. Amelogénese imperfeita - Reabilitação protética: Um relatório clínico;Dominique Bouvier, Dr Odont,; THE JOURNAL OF PROSTHETIC DENTISTRY VOLUME 82 NUMBER 2
30. Disfunção da articulação temporomandibular e dor muscular; Sigurd P. Ramfjord, J. Pros. Den..março-abril, 1961
31. Ganss C. Qual a validade dos actuais critérios de diagnóstico da erosão dentária? Clin Oral Investig. 2008;12 Suppl 1:41-9.

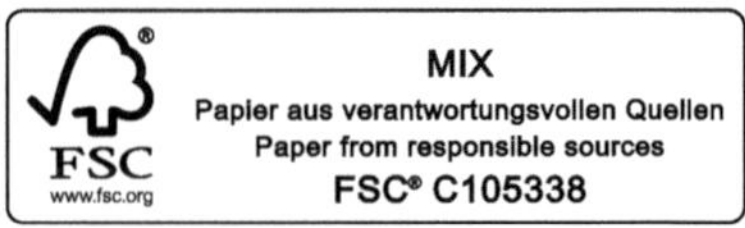

Printed by Books on Demand GmbH, Norderstedt / Germany